ナラティヴ・セラピーの会話術

Narrative therapy

ディスコースとエイジェンシーという視点

国重浩一◉著
Koichi Kunishige

金子書房

本書の出版に寄せて

セラピーは不思議議だ。
「まさかと思うだろうけど、今日僕がセラピーでどんな人に会ったと思う？　こんなことをしている子どもがいて、あんなことをしている親がいて、僕がしたのはこういうことで、こういうことを試して、うまくいかなかったのはこういうことで……」

こんなふうにして周りの誰かにふともらしたひとつの例が、ひとつの技法につながり、そしてそれが近しい人々によって再確認されていくと、ひとつの治療学派の誕生になる。フロイトもユングも、ウィニコットも、ミルトン・エリクソンも、ドン・D・ジャクソンも、ジョン・ウィークランドも、ミニューチンもウィテカーも、ドゥ・シェイザーも、みんなそうだった（と思う）。

そして、本書の陰の主役マイケル・ホワイトは、ディヴィッド・エプストンに長距離電話でそれを語っていた。ひとりの天才セラピストが、コピーではなくオリジナルになるとき、そこにはいつでも圧倒的な語りがある。マイケルにはスニーキー・プーがいた。

「ナラティヴ」は、narrative model, narrative therapy, narrative approach, そしてnarrative practiceと、その名称をくねくねと変えながら、この20年のあいだにひとまず完成の域に達した。その援助活動はすでに、ウィンスレイドとモンクの『新しいスクール・カウンセリング』からモーガンの『ナラティヴ・セラピーって何？』を経て、ラッセルとケアリーの『ナラティヴ・セラピー　みんなのQ＆A』、さらにはマイケルの

『ナラティヴ実践地図』まで、良質の入門書が並んでいる。

そこに国重さんの本書が食い込むためには、なんらかの際立った特質が必要だ。私の感じた最上の特質は、彼の説明がとても丁寧なことだ。ふた昔以上前の「これくらい硬質な文章が読み込めなければ、心理療法などできまい」という敷居の高さ、と言うか書き手の甘えは微塵もない。読者に実にやさしい書物だ。（一度であれ何度かであれ）ナラティヴの本をこれまで手にして諦めた方も国重さんのこの本なら大丈夫だ。随所に紹介される会話は、私たちの身の丈に近いからだ。短編小説のようなマイケルの治療的会話にはない、私たちにとっての経験の近さというとても貴重な美質がある。それゆえ折りに触れて自らの臨床へと微細な想像をつなぐ余裕が生まれやすくなる。国重さんの専門領域であるスクール・カウンセリングやスーパーヴィジョンに従事されている方は特に、それを実感されることだろう。

ナラティヴ・セラピー入門書を執筆中のある著者にマイケルはこう注文したという。

「あなた自身の声を聞くこと、この手法についてあなた自身が発見したこと、自分の人生といかに呼応したか、この手法に参加するについて自分の人生がどのような貢献をしたのか、それを知りたいと思います」

まさに、国重さんは本書でこれを果たしたと思う。タイトルにいつわりなし。彼が提示しようとしたのは、技法ではなく、カウンセリングという特別な会話の基調をなす会話術なのだ。

二〇一二年十二月

愛知県がんセンター中央病院　小森　康永

ナラティヴ・セラピーの会話術――目次

本書の出版に寄せて

愛知県がんセンター中央病院　小森康永

序　章

第1章　外在化する会話の例

第2章　ナラティヴ・セラピーとは

第3章 言葉と物語、そしてディスコースとエイジェンシーとは

第4章　ナラティヴ・セラピーの主要な技法

第5章　再著述

第6章　ナラティヴによる会話の例

序章

言葉によるやりとりの重要性について

さまざまな相談やカウンセリング、心理療法という面談の場面では、相談を受ける人と相談をする人の出会いがあります。この出会いの場で、言葉がやりとりされ、会話となっていきます。相手にどのように言葉をかけていくか、どのような言葉を返していくかということは、相談を受ける私たちにとって、まさしく面談の中心となる部分であり、もっとも気を遣うところです。それは、私たちが選択する言葉のひとつひとつが、その場の関係性や将来の方向性に影響を及ぼすからです。

相談に来る人とともにもたらされる、背景、性格、能力、気質などから、相手のことをどのように解釈するかという点については、専門的な考え方がさまざまありますし、その文化や時代で共有されている解釈も多々存在します。また、それぞれの考え方に応じて、どのような対応や解決の方法、または治療が有効かという知識も存在します。そのため、個々の場面で、どのような理論や知識を選択し、利用していくかについての検討も重要になるでしょう。

ところが、専門的知識や、文化や時代で共有される解釈は、所詮一般論であり、私たちが対峙する相手がそのような理解と完全に一致していると信じ込むことはできません。誰ひとりとして、特定の理解の仕方（たとえば、不登校児、うつ病、境界性パーソナリティ障害、発達障害など）に完全にあてはまることはないからです。人には、特定の理解様式にあてはまらない領域が必ず存在します。そのため、どのような手段があるにせよ、私たちは相談室の中で、言葉のやりとりによって、相手に見合った対応を模索するほかないのです。そのとき、その場において、言葉を紡いで会話にしていくことによって、相手を理解し、相手の状況に合わせていくということです。

そもそも、心理療法という場で、何らかの変化を期待するのは、カウンセラーの存在が何らかの役割を果たしているとみなしていることを意味します。カウンセラーは、単なる「嘆きの壁」ではなく、生身の人間なのです。性別、年齢、服装などのさまざまな要因からつくり出される、その人なりの雰囲気というものが存在します。それは、無視することのできない第一印象となって、相手に伝わっていきます。あまり言葉を必要としない心理検査などを実施するときですら、その検査施行者の存在は、相手に何らかの、そして決して過小評価すべきではない影響を与えています。ましてや、カウンセリングという、一時間前後、誰にも妨害されることのない、多くの場合一対一の、日常的ではない場において、カウンセラーが何を、どのように、どのタイミングで話していくかが、相手に多大な影響を与えているとみなすことは、当然でしょう。

ここで、「会話」または「対話」であることの重要性を強調したいのは、相談の善し悪しが、相談を受ける側がどれだけ的確なこと、あるいは気の利いたことを言えるか、という意味に限定されるものではないからです。「いかに上手に説明したり、説得したりできるのだろうか」だけの視点では、「相手がどのように語ることができたのか」についての理解がおろそかになってしまいます。カウンセラーである私たちの言葉の選択が、いかに相手の語る話を広げ、問題について再考していく機会を提供できるか、つまり「どのように問いかけていくのか?」、そして相手の語る話を「どのように返していくのか?」ということが含まれる必要があるのです。その上で、相手が自分自身の話を十分に聞いてもらえたと感じるだけでなく、そこで語られたことをめぐって、私たちが真摯な興味と好奇心を持って共に探索していくことによって、新しい視点への気づきが生まれてくるのだと言えるでしょう。つまり、私たちの言葉の選択が、相手が語る話に影響を及ぼしていくという視点も考慮すべきなのです。

言葉の選択の重要性を考えるとき、どのように相手を言いくるめるのか、という視点もつきまとってきます。私たち「専門家」の理解や解釈を、相手が受け入れてくれるためにどのように伝えるか、という視点です。しかし、人びとはふつう、自分が理解する様式からあまりにもかけ離れたところにある新しい発想を、すんなりと受け入れることはできません。これは、その人の「抵抗」として解釈するべきではなく、その人の文脈に合わない話を突拍子もなく提示している私たちの側の問題であると、認識すべきでしょう。その話が私たちにとって理路整然としたものであったとしても、相手にそのように伝わっているという保証はどこにもないのです。また、仮に理解してくれたように見えても、それは、「先生」には反論すべきではない、わからないと言うべきではないという、文化的な規範の延長上にあるものとしての発言ではないだろうかという問いかけを、用意しておく必要があります。

「変化をつくり出す」という点では、相手の文脈上にある会話の様式を引き出し、その様式について、興味、好奇心、疑問などを提示することによって、相手が自分の考え方を少しずつ変更していくことを狙うほうが、はるかに有効な手段であると考えています。これはカウンセラーとの会話の後に、「貴重なご意見をありがとうございました」という言葉よりも、「いやぁ、自分はこんなことを考えていたんですね」という気づきを示す言葉を聞くことができる可能性を狙っていきたいということです。なぜなら、「ありがたい意見」が実際に実行に移されるという確信を、筆者は持つことができないからです。

一方で、気づきの範囲の拡大は、それを自分自身の延長線上にあるものとして、受け取ることができる可能性を増大させてくれます。そのことを実行していくという点においても、その人自身の考え方の延長線上にあるものは、より現実的なものとなるのです。

相手との関係性をつくり上げるための言葉について

特定の言葉の選択は、ある立場を擁護し、別の立場をないがしろにしてしまいます。誰にとっても中立な言葉というものは存在しません。たとえば、言葉の選択によって、相手を「病人」「心の病」「不登校」などと位置づけ、自分たちを「そのような人を助けることのできる一段上の存在」と臭わせるのはたやすいことです。相手の語る話を広げ、自分自身のことを別の視点から振り返ることができるように促していくためには、その言葉が意味するものを、社会的な視点、そして、相手の立場からの視点で、理解していくように努力しなければなりません。それは、私たちがよしとする方向や望む方向に持っていくために、言葉の選択を検討するという意味ではありません。会話のやりとりの中から、相談する人が自分の望む方向を見出していく必要があるということです。会話を通じて、「自分で考えることができた」と感じられれば、自分への肯定感につながっていくでしょう。そのためにも、カウンセリングを通じて、自分では何もできないので人に助けてもらい、その場を乗り切ったという感覚を残してほしくないと、筆者は考えています。

それでは、その肝腎な言葉、つまり、場面に応じて、どのような言葉、表現、言い回しを使うかについて、対人援助者としてどこで身につけたらよいのでしょうか？　ほかの人の臨床場面を見て、それを学習できた人や、自分のカウンセリング体験から学ぶことができた人は、大変運のよい人であると思います。実際には、適切なロールモデルを提供してもらえる機会や、経験を積んだ実践者のデモンストレーションを目のあたりにする機会はそれほど多くはないでしょう。

そのため、多くの人は、以前に聞いた言葉を使ってみたり、日々の自分の臨床を振り返りながら修正したりして、試行錯誤しているのではないでしょうか。または、こちらからの発語をどのようにすればよいのか判断がつかないまま、カール・ロジャーズの多くの技法の中から「受容」という側面だけを取り出し、「傾聴」と「相手の言った言葉を返すこと」だけに留まってしまっている人もいるでしょう。自分の発言の重みを感じれば感じるほど、自分の発語に対する恐れも伴うため、心理臨床の場においては「何をどのように話すのか」について検討を重ね、自分の言葉が意味することを理解しておく必要があります。

こうした場面での言葉の選択が、心理相談業務において大変重要であるとみなすことは、それほど異論を生むことにはならないと思います。私たちの日常の会話の中でも、自分で話したいと思っても、相手がそれを許してくれないと感じることは多々ありますし、逆に、相手次第では自分でも信じられないぐらい長く話すだけでなく、話そうと思っていなかったことまで話しているときがあります。その場で話せるか話せないかは、基本的に相手次第なのです。特に、しゃべることが得意ではないと感じている人ほど、相手の影響を受けるのです。

相手がどれだけ気軽に話せるかは、非言語的な情報や、双方の先入観などにも大きく左右されます。この側面からの影響が大きなものであることは、否定できません。そのため当然、「柔らかい表情や仕草」を見せていくのも時に効果があるでしょう。しかし、非言語的側面に全面的に頼るかどうかは、相手がその非言語的な側面をどのように受け取るか次第である、ということを意味します。心理療法の場面において、その善し悪しが相手次第であるという理解は、うまくいかなかったときに、相手に非を求めていく姿勢につながりかねません。その上、うまく話ができるかどうかの要因を、相手次第として考えることは、対人援助職の専門家として、いささか検討が足りないと言えます。専門職に就いている者として、この領域でどのような方策を取ることができるのか、つまり、どのようにして相手との関係性をつくり上げていくのかを検討していかなければならないでしょう。

このことを考察していくと、非言語的な側面や相手の先入観に何らかの変化をつけていくには、実は、「言語的な手段に頼るしかない」のに気づきます。相手がどのようないきさつでカウンセリングというものを理解し、何を警戒し、どのような不安を抱いているのか、またカウンセラーの性別、年齢、職業などにどのようなイメージを抱いているのかを探求するためには、言葉のやりとりという手段を用いるしかないのです。対人援助の場面では、ずっと黙って相手の話を聞き続けることができない以上、非言語的な情報を言語化するため、そしてこちらが紡ぎ出す言語を効果的なものとするためには、どのようにしたらよいかについて、徹底的な検討を加える必要があります。

当然、この検討は現実的なものでなければなりません。人の出会いである以上、相性もあるでしょうし、偏見や先入観が関係性をつくり上げる邪魔をしてくることもあります。そのため、すべてのクライアントとうまくやれる方策を見つけ出すことは決してないでしょう。しかし、その場では一緒に問題に取り組むことができなかったにしても、そのための努力をしたという理解を双方が持てるように、言葉がけしていくのは可能です。

ここで強調したいことは、心理療法がうまく成立するには、クライアントが自分の土俵に乗ってくれるかどうかにかかっているとするだけでは、専門家としては不十分である、という指摘です。私たちはそれぞれ、自分の治療構造つまり、やり方を持って、クライアントに臨んでいます。その構造に快さや満足感を感じる人びともいるでしょうが、そうではない人びとに対応していくときに、相手のニーズを満たすための模索と、自分の治療構造とどこで折り合いをつけることができるのかについて「交渉」していく必要があります。つまり、非言語的側面だけでは、その交渉の場を乗り切ることはできないということです。

ところが、このような実際の言葉のやりとりを第一義的なものであるとみなすことは、それほど重要視されていないように感じています。たとえば、ケースカンファレンスでは、相手の語ったことが取り上げられますが、そこでは、私たちが「どのように語りかけたから、そのような言葉が返ってきた」ではなく、クライアントという人をどのようにみなすかとか、問題をどのように解釈するかというところに、多くの場合焦点が当たっていきます。また、そのような場でさまざまな方策が検討されますが、前線で対応しなければならない私たちにとって最も重要なことは、「それをどのように実現するか」です。これを英語で言えば、HOW（どのように？）という言葉になると思いますが、クライアントへの対応を協議するときに、HOWの伴わない意見や助言は、結局は、実現されることはないと、覚えておくべきです。前線にいる私たちは、何をどのように伝えて、相手の言葉をどのように返していくのかという、言葉の選択というレベルまで、対応方法が明示されている必要があるのです。

実際の相談業務において、カウンセラーは、常にダイナミックな（動的な）状況におかれています。つまり、後ろを振り返っても誰も助けてくれない、常に待ったなしの状況で、相手に返す言葉を見つけ出していかなければならないのです。言い換えれば、どのように話していくのかは、決して、静的な視点からで理解されるべきではないということです。カンファレンスやスーパービジョンという場で、何が「そのとき、その場」で起きていたのかという気づきを得るのは重要となりますが、「なぜこれをしなかったのか」「なぜそんなことをしたのか」などという視点では、所詮、静的な立場でのものにすぎず、ダイナミックな立場を理解しているとは言えません。

たとえば、野球選手に「あのときどうしてバットを振らなかったのか（振ったのか）」、サッカー選手に「あのときどうしてシュートを打たなかったのか（どうしてパスをしなかったのか）」というコメントが、次の試合で生きてくる可能性はあまりないのです。逆に、萎縮してしまう可能性だってあるでしょう。

他の人のカウンセリングでのやりとりを観察していて、時に、「うまいな」「こんなふうに返せばいいんだ」と感動を覚えることがあります。また、そのカウンセリングを振り返ってみて、ある時点での言葉の選択が「キーワード」となり、その後の面談の方向性や、カウンセリングの結果に影響を及ぼしていると理解できるときもあります。このような言葉の選択が、そのまま自分自身のカウンセリングの場面に応用できるという保証はありません。しかし、その言葉がどうして大切なのかを再考してみたり、その言葉の意味を探索したりすることによって、自分のカウンセリングの幅を広げ、動的な場面で、人とかかわる力をつけていくことができるのではないでしょうか。

ナラティヴ・セラピーについて

本書では、カウンセリングにおける言葉の使い方について、ナラティヴ・アプローチまたは社会構成主義という理論的立場から、筆者自身の臨床場面を振り返りながら検討を加えていきます。

主題となるナラティヴ・セラピーとは、オーストラリアのマイケル・ホワイトとニュージーランドのデイヴィッド・エプストンの貢献によって、ある程度のまとまりになった方法論とその技法です。ナラティヴ・セラピーがどこから来たのかを説明することは、実は簡単ではありません。ホワイトもエプストンも突然どこからともなく現れてきたのではなく、ポストモダニズムや社会構成主義という形をつくり上げた多くの貢献者たちから大きく影響を受けています。

それらの貢献者たちとは、ルートヴィヒ・ウィトゲンシュタイン、ミッシェル・フーコー、ジャック・デリダ、フェルディナン・ド・ソシュール、ジェローム・ブルーナー、グレゴリー・ベイトソン、バーバラ・マイヤーホフ、レフ・ヴィゴツキーなどのような哲学者、思想家、歴史家、人類学者、民俗学者などです。

ナラティヴ・セラピーに関する本を書こうとすると、とても気が重くなるのは、このような重鎮をすべて理解しているわけではないので、自分には無理だという気持ちになるからです。それは、この貢献者のリストを見れば、わかっていただけると思います。この人たちの著作は日本でもたくさん翻訳、出版されていますし、その主旨をどのように理解したらよいのかについて検討を加えた著作も多く出版されています。これらを網羅して説明を加えることは、筆者には荷が重いだけです。しかし、その思想的背景に焦点を当てすぎると、この本で伝えようとしていることの焦点がぼけてしまうのと、ここにあげたような思想家たちの提示する深遠な意味を探る旅で読者が迷子になる前に、ナラティヴ・セラピーの概要をつかんでおきたいと望むであろうという、筆者にとって絶好の理由があることからも、本書では概略の説明に留めることにします。

「ナラティヴ・セラピーとは何か?」という質問に対して、アリス・モーガンは、「ナラティヴ・セラピーは、カウンセリングやコミュニティワークのなかで、敬意を示し、非難しないアプローチを実践し、それによって人々をその人生の専門家として中心に据えていくのだ」(Morgan, 2000, p.2) と述べています。

また、ウェンディ・ドルーリィとジョン・ウィンズレイドは、「ナラティヴ・アプローチの実践とは、相手に敬意を払いつつカウンセリングをしていくということである。その意味するところは、カウンセリングの過程においてクライアントの持つ力を弱めることなく、クライアントの人生の構築を促進するということである」(Drewrey & Winslade, 1997) としています。

両者とも、その定義に具体的な内容を含めることを拒んでいるかのように感じられます。このような定義では、その意味することが実体としてイメージできません。ナラティヴ・セラピーの基礎を形作ったマイケル・ホワイトとデイヴィッド・エプストンも、筆者が知る限りでは具体的な内容を示す定義を提示していません。そのため、ナラティヴ・セラピーというものの輪郭が非常につかみにくいものとなってしまっています。

ナラティヴ・セラピストたちが「ナラティヴ・セラピーとは何か」という具体的な定義を拒んだとしても、それがどのようなものなのか、新しく学ぶ人たちがその輪郭を求めていくのは当然のことです。そのため、「ナラティヴ・セラピーとは何か?」という定義は、実は、筆者も含め、後から学び始めた人によって検討されてきました。その中で典型的なものをあげれば、ナラティヴ・セラピーとは「外在化を用いることである」とか、「人の人生を語り直すことである」というのが代表的となるでしょう。また、マイケル・ホワイト自身によって編纂された最後の本である『ナラティヴ実践地図』（White, 2007）によって、ナラティヴ・セラピーとは「マッピングをしていくことである」という理解も大きくなっているようです。ただ残念ながら、これらはその一側面を示しているものの、ナラティヴ・セラピーの豊かな思想的背景を提示しているわけではありません。ナラティヴをある程度理解するようになると、ひとつの定義に押し込められてしまう居心地の悪ささえ感じるようになります。

ウェンディ・ドルーリィとジョン・ウィンズレイドにいたっては、「『ナラティヴ』という用語に、私たちは完全に満足しているわけではない。このアプローチは確かに物語を語るという概念を見事に使用しているが、単にそれだけのことではないからだ」（Drewrey & Winslade, 1997）とまで述べています。デイヴィッド・エプストン、スティーブン・マディガン、デイヴ・ナイランドたちは、ナラティヴ・セラピーへの貢献者であるにもかかわらず、「治療的会話（therapeutic conversations）」という名称から理解される枠組みの中でも活動しています。

筆者自身、最初にこのような曖昧な方法論を提示され、「これはいったい何のことなのだ？」という疑問に突き動かされたため、いろいろな本を読み、人と話し、自分で考えたりして、ナラティヴ・セラピーへの理解を深めてきました。しかし、限られている時間の中では、すべての人がそのようなルートで、ナラティヴ・セラピーを理解していくことはできないだろうと思っています。

もっと端的に言えば、実は、人はそれぞれにナラティヴを理解し、実践しているのではないか、と筆者は見ています。筆者自身も、自分の実践はマイケル・ホワイトのようでも、デイヴィッド・エプストンのようでもないと感じています。筆者という実践家が理解した範囲でしか、実践できないのです。それは、筆者の力不足だけが問題ではないと思うのです。人それぞれに、ナラティヴ・セラピーの背景への理解様式も異なりますし、どのような側面に重点を置くかについても違いがあります。そのため、さまざまなナラティヴ・セラピーの具現化があってよいと理解しています。

このような状況で、「何がナラティヴ・セラピーであるか」と具体的には定義できないものの、その根底にある思想を共有していることで、ナラティヴ・セラピーであるとみなせるのではないかと筆者は考えています。それは、人を問題の主たる責任者であると位置づけることを拒絶し、ものごとの「本当の真実」は存在せず、ただそのことを語るストーリーが存在するという立場を取ること、そして、その人自身に自分の人生を生き抜いていける資質、資源、能力が必ずや存在しているという仮説を持っていることなどがあげられるでしょう。つまり、その人には必ずや希望があるのだという信念を持っていること、と言い換えてもいいでしょう。

そのため、モンクらは、ナラティヴ・セラピーを「希望を掘りあてる考古学」(Monk *et al.*, 1997)と呼んだのです。

細心の注意と正確さで考古学者は、製菓用のブラシ程に小さな器具で地表をていねいに払い除けていく。このような注意深い動作を通して、一片の遺物をさらけ出していき、その行為を続けることによって、次の遺物もやがて現れてくる。バラバラの断片は識別され、探索が続くに連れて断片はたがいに組み合わさっていくのである。断片にしか見えないものに対する細心の観察により、考古学者はその断片を組み立てていく。断片として残っていた人生におけるできごとの詳細が構築され、本来の意味が単に地形の起伏としか見えなかったものから生まれてくる。

ナラティヴ・アプローチの実践家には考古学者のもつあらゆる観察力、ねばり強さ、注意力、慎重さと繊細さが必要とされる。わずかな情報の断片から、特定の文化に根差した物語が始まるのである。考古学者とは違って、ナラティヴの実践家は目まぐるしく動き、ダイナミックで生命力にあふれた息づく文化の中で仕事をしていく。そのカウンセリングの場には個人やカップル、あるいはグループとして人々が訪れる。

カウンセリングにおけるナラティヴの方法論とは、人生における問題によって覆い隠されてしまった才能や可能性を一緒に探求する旅に、クライアントを招待することである。考古学者の道具によって発掘されるだけでしかない受け身の土壌としてではなく、クライアントは何か実体のある、価値のあるものを再構築するための協力者として働くのだ。ナラティヴの実践家は気長で思慮深いねばり強さを頼りに、クライアントが人生における意義深い体験の破片を拾い集める手伝いをする。時として、これらの貴重な体験は、クライアントを人生の途上で立ち往生させてしまうような問題を回避する道を開いてくれるであろう。またある時は、それは人生を再構築する苦しみの途上での、小休止の合図となるかもしれない。

(Monk *et al.*, 1997, p. 3-4)

つまり、本書では思想的な背景を共有しない「外在化」「語り直し」「マッピング」を、「ナラティヴ・セラピー」とみなして、議論を進めていくことはしません。

ナラティヴ、物語、ストーリーについて

まず、「ナラティヴ」という言葉について説明しておきます。一般的にナラティヴとは、物語、お話、ストーリーという意味です。ここでは、物語、ストーリー、ナラティヴというそれぞれの言葉の差違についてはとらわれないで説明していきます。このような「ストーリー」の特徴は、まず出来事が時系列に並び、説明されることにあります。そして、起承転結といわれるように、ものごとが起こった結果とその原因が、この「ストーリー」に組み込まれることになるのです。

たとえば、一編の物語を考えてみましょう。どのようなジャンルの本でもよいのですが、ここでは、冒険ものを思い浮かべてください。ある主人公が、本の前半でいろいろな苦境に陥り、さまざまな問題を抱えるようになります。その問題は、その人自身がつくり出したように語られている場合も、誰かによってもたらされたように描かれている場合もあるでしょう。いずれにしても、先に進むことができなくなるぐらいの状況に追い込まれてしまうのです。そのときに物語の「転」となる転機が訪れます。それは、主人公の力によってもたらされたり、周りの人の力によってもたらされる場合もあるでしょうし、偶然の産物であることもあるでしょう。そして、その主人公はその転機を足がかりに、何とか方策を探し出し、その苦境を抜け出していくことになるのです。

ところが、問題を抱えた状況で、人が語るその人自身の物語は、まさしく苦境の中にいる物語なのです。特定の問題によって、いかに進むべき道が閉ざされ、そのようになってしまった自分自身のふがいなさが際立つようなストーリーとなっているのです。そしてその物語は、可能性のある未来を示す結末がまだ見えな

いというだけでなく、その苦境に辿り着いたという「結（末）」の筋書きに沿ったストーリーが展開されてしまいます。つまり「起承転」は、その結末である苦境に向かっているように語られているのです。

そのときこのプロットは、将来を予言していることになります。自分自身のふがいなさ、無能さなどがその主要な主題になっている話は、今後も継続性のあるものとして提示されます。「自分は、こんなこともできなかった」と自らの視点で語られることもあるでしょうし、「ヤツは、こんなこともしたし、あんなこともしたんだから」と第三者からの視点で語られることもあるでしょう。要は「将来も同じようなものだろう」ということを暗示しているのです。私たちに、将来的においても可能性がないことを提示しているのです。「結」である結果や結末が、「起」である原因によってもたらされたというストーリーは、時として非常に強力で、それ以外の見方を許しません。

ところが、「起」である原因は、何らかの選択を経て語られているのです。ほかにも原因があったかもしれないのですが、ストーリーを語るプロットに合わないと判断されたり、どこに関連づければいいのか判断できなかったりして、省かれてしまったのです。

そのため、ナラティヴ・セラピーでは、特定のストーリーには、そのストーリーからは漏れている側面が必ずあるのだということを強調します。特に、自分で自分の人生を乗り切ることができないような袋小路に入ってしまった人が語るストーリーは、その人の無能さや無力さなどが主題となりがちです。その人が持っているそのほかの能力、資質、資源は、そのストーリーラインからは外され、その人の「人となり」のごく狭い部分に焦点が当てられるようになるのです。その狭く焦点化させられた物語が、その人の「真実」を私たちに訴えかけてきます。そして物語が、幾度となく語られることによって、その「真実味」を増していき、強化されるのです。

このように強い影響力を発揮するようになったストーリーを「支配的な物語（ドミナント・ストーリー）」と呼びます。この支配的な物語によって覆い隠されてしまった挿話を、ナラティヴ・セラピーでは探し求めていくのです。それは、「あなたにもいいところがあるのよ」というような押しつけではなく、この人が語る話の中に、何か語られていないものがあるだろうかという、「探索」する姿勢が基盤となります。

つまり、ナラティヴ・セラピーの大きな狙いは、何らかの「結末」から語られるプロットに沿った物語ではなく、別のヴァージョンの物語（オルタナティヴ・ストーリー）を、相談に来た人と一緒に探索していく、ということになります。つまり、「アナザー・ストーリー」に焦点を当てていくのです。先ほどの冒険ものの物語に戻れば、私たちは、その人の苦境にいることが「結（末）」となるストーリーではなく、それをまだ「起」にすぎないストーリーと受け取り、「承」や「転」をもたらしてくれる伏線が必ず存在するという、信念を持つ必要があることにほかならないのです。人が抱える困難な問題について、ある種の専門的な知は、そこにいかに可能性がないかということを私たちに伝えてしまいます。そのような「知」に対しても、ナラティヴ・セラピーはあえて異を唱えていきたいのです。可能性をもたらしてくれる考え方を採用することこそが、より可能性が生まれる土壌を提供してくれるのです。

言葉、ディスコース、エイジェンシーについて

この理論的な領域では、言葉は単なるコミュニケーションの道具ではなく、ものごとを「そのまま」に示すものでもない、という立場を取ります。この立場では、言葉を、私たちの現実をつくり出し、私たちの感

情や考えを「演じることができる（パフォーマティヴな）」ものであるとみなします。つまり、感情や考えがもともと備わっていて、それを言葉にしていくのではなく、言葉そのものが感情や考えをつくり出していくという発想です。そのため、言葉をただ何かを表現するだけの道具として扱うのではなく、言葉が果たす積極的な役割を見出そうとします。

ここで、言葉の積極的な役割とは、言葉が私たちの現実をつくり上げているという側面を指します。そのため、私たちの人生における出来事を現実のものとしている一連の言語に変更が加えられると、私たちが有する現実に変更が加えられる可能性がある、ということを意味しています。

この視点から人を苦しめている問題を見つめ直すと、どのような可能性が見えてくるのかと言いますと、ある特定の問題が、その人にとって「問題」であると決めつけているのは、一連の言葉、語彙、意味づけであるということです。よって、その問題を「問題」としてしまう、言葉、語彙、意味づけが変更されるとき、その問題の位置づけや重要性が変更される可能性があるということになります。

用語を変更すれば、何らかの変化がもたらされるのですが、それ自体が問題解決であるということを言っているわけではありません。しかし、ある「問題」の袋小路に追い詰められた人にとって、その「問題」の勢い、意味づけが変化するとき、袋小路を取り囲む包囲網が緩み、抜け道を見出す可能性も増えるのではないでしょうか。つまり、この姿勢を用いることによって、言葉の変化が問題の位置づけを変え、そしてクライアントも変わるという可能性が見えてくるのです。

言い換えれば、カウンセリングという場面で、言葉のやりとりを通じて新しい視点が生まれるのは、専門家の私たちが「新しい視点」を提供するという意味ではなく、お互いのやりとりを通じて、問題に対する意味づけに変更が加わるということなのです。

これは、対人援助において、多くのことを示唆します。多くの問題は社会的な状況とは無縁ではありません。それどころか、問題は私たちが住む時代、文化、言語などによってつくり上げられ、維持されているのです。そのため、どのようにして「問題が問題としてつくり上げられていくのか」を見ることができるのです。そして、それが積み上がっていく実態を見つめることによって、問題の絶対性が崩れる可能性があるということです。社会的にどのようにして「それが問題として成立しているのか」ということです。これを成し遂げる過程で、私たちが「講師」になって、その問題の社会的な成立について論じることもできるでしょうが、それでは単に、その「問題」を一般化してしまっているだけです。ここで重要なことは、そのクライアントにとって、この問題がどのように構築されてきたのかという点なのです。

これは、問題が社会的に構築されているので、社会変革が必要であるという視点に立つという意味に限定されません。社会構成主義の視点の有効性は、相談室の中で、その問題の構築の過程を明らかにし、その問題を解体し、取り組めるところから、その問題を弱体化させる方法を示唆してくれるという点にあります。そして、自分が好む、代わりの物語（オルタナティヴ・ストーリー）をつくり上げていく可能性も感じさせてくれるということです。

この時点で私たちは、自分たちが社会にあるものをただ受容し、再生産することしかできない存在ではなく、何らかの可能性を自らの判断で選択し、推し進めていく力がある存在とみなします。これを主体性とか、エイジェンシーと呼びます。このような側面を最大限にするためにはどうすればよいか、という視点もナラティヴ・セラピーには組み込まれることになります。

言葉がこのような可能性を秘めていることを示唆する理論的背景がある以上、筆者は、この可能性を探究していきたいのです。それは、相手の話を聞くことや、相手を理解することだけでも、治療的な側面を持つことを理解しつつも、カウンセラーとクライアントとのやりとりによって、どうしたら相手が望むような変化をつくり出す手伝いをより効果的なものとすることができるのか、の検討なのです。

ナラティヴ・セラピーとほかの心理療法について

一般的に人の話を聞くということは、その人が語るストーリーを聞いていくことですから、ありとあらゆる対人援助的な手法において、この「ナラティヴ」の重要性が認識できると思います。すべての心理療法はストーリーを利用するので、「広い意味」では、すべてナラティヴ・セラピーであるというような論旨を読んだことがあります（McLeod, 1997）。しかし本書では、もう少し狭い定義で、このナラティヴ・セラピーという言葉を利用していきます。

もちろん、ほかの理論的な立場の臨床家が、ナラティヴをいろいろな手法と組み合わせることによって、その手法の幅や可能性を広げることができる場合もあるでしょう。このような可能性を追求すること自体に異論はまったくありません。

しかし、ナラティヴの後ろにある思想的な立場からは、既存の立場（モダニズム）に対する批判がかなり繰り広げられていますので、思想的な適合性抜きに融合させるわけにはいかない、というのが筆者の主張でもあります。

社会構成主義の主張、たとえば、シーラ・マクナミー&ケネス・J・ガーゲン編の『ナラティヴ・セラピー——社会構成主義の実践』（McNamee & Gergen, 1992）を読んでいただければ、伝統的な心理学からの延長上にあるものとして、ナラティヴ・セラピーを位置づけることに異議を唱えることが理解できると思います。ありきたりの常識的なものの見方、解釈の仕方とは異なるところがあるからです。

また、ナラティヴ・セラピーのようにやっと認知度が上がってきたような手法をベースにしているものにとっては、差違をはっきりさせておかないと、伝統という大きな波に飲み込まれそうな危機感も覚えます。ものごとを分類していく上で、何を同じカテゴリーに含め、何を別のものとするかには、判断をする基準が必要となります。その判断基準の「しきい値」によって、分類の細かさが決まってくるでしょう。心理療法という単一のカテゴリーしか採用されなければ、精神分析や認知行動療法、ブリーフ・セラピーもすべて同じということになります。まさしくこれが、この世界になじみのない人たちが持つ、一般的な理解なのだと思います。

しかし、本書では、精神分析的な領域との区別を明確に確保し、手法的には認知行動療法と似ている部分もあると理解できるものの、やはり一線を引いていきたいと考えています。逆に、ソルーション・フォーカスド・アプローチのようなブリーフ・セラピーに関しては、細かい区別はあるものの、それほどとらわれないで説明をしていきたいと思います。それは、筆者が心理臨床を行う上で、それほど差違として意識する必要性を感じていないからです。

まとめ

筆者は1998年から2001年まで、ナラティヴ・セラピーをニュージーランドのワイカト大学で勉強してから、自分なりに日本文化の中で日本語を用いて、それをどのように使えるかを試行錯誤してきました。本書で、筆者のナラティヴに関する理解とそれを実際にどのように使うことができるかについて、なるべく簡単な言葉で綴っていきたいと思っています。「これがナラティヴ・セラピーだ」というような、大それたことを言うつもりはありません。筆者の気持ちを代弁するような言葉を紹介しておきます。イギリスのマーティン・ペインが、ナラティヴ・セラピーに関する本を執筆しようとしたときに、マイケル・ホワイトに意見を求めたことがあります。

私（訳注：マーティン・ペイン）がマイケル・ホワイトに、この本の中に見出したいものは何か、決して省かれたり控えめに書かれたりしてはならないものは何か、と尋ねたとき、私は「外在化を強調するのを忘れないように」とか「語ること、語り直すことの描写を入れてください」といった返答を期待していました。しかし彼が言ったのは、「あなた自身の声を聞くこと、この手法についてあなた自身が発見したこと、自分の人生といかに呼応したか、この手法に参加するについて自分の人生がどのような貢献をしたのか、それを知りたいと思います」ということでした。この本は、私の学習、思考と理解、あるいは誤解を基盤としています。

(Payne, 2006)

筆者もマーティン・ペインの姿勢に倣《なら》っていきます。できるだけ、正直さと不完全さ、そして筆者の試みを読者に提示することによって、これからの議論のたたき台にしてもらいたいと考えています。そして、その議論からいろいろなことを学んでいきたいと望んでいます。

奥付に筆者の連絡先を載せておきました。これは、読者の生の声を聞きたいということと、ナラティヴ・

セラピーへの関心を分かち合うコミュニティの広がりを願ってのことです。

また、本書の目的は、読者がナラティヴ・セラピーを理解するということだけでなく、対人援助職において少しでもナラティヴの考えを実践できるように、ナラティヴ・セラピーを提示することにあります。「百聞は一見にしかず」ということわざが示すように、ナラティヴ・セラピーの実際を見てみることが非常に大切なのですが、文字によってどの程度、ナラティヴの会話の雰囲気を伝えることができるのかに挑戦してみたいと思っています。

まずは、ナラティヴ・アプローチによる会話の実際を提示することで、会話の雰囲気をつかんでもらいましょう。

第1章

外在化する会話の例

外在化する会話の導入

「『何が』あなたの足を止めてしまうのですか?」

筆者は、前に座っている中学生に聞いてみました。母親に付き添われて学校の相談室に来ている一郎くんが、元気なさそうに座っています。

ここは、中学校の相談室です。筆者とこの親子はテーブルを挟んで、ソファーに座って向き合っています。筆者は「何を話したらよいのかわからないかもしれないな」とか、「私に怒られるかも、という不安があるかもしれないな」などと考えながら、比較的ゆっくりとした口調を保とうとしていました。

一郎くんは筆者を見上げ、「この問いかけはいったいどういう意味なのだろうか?」という表情を見せました。母親は、自分の息子がどのように答えることができるかを案じているのか、不安げな表情で隣に座っている子どもを見ています。

この質問は、ナラティヴ・アプローチにおける外在化する会話法（White & Epston, 1991; Freedman & Comb, 1996; Monk *et al.*, 1997）を意識して用いたものです。問題行動などをクライアント自身がつくり出す張本人であるかのように尋ねるのではなく、クライアントの行動を操っているものがあるかのように尋ねていく手法です。どの点を意識しているのかというと、どんなことがあっても自分の足を自由に動かすことに責任を持っている主体としての一郎くんに問いかけるのではなく、何らかの要因が一郎くんに作用して、一郎くんの足を止めているかのような表現にしようと意識して努めています。

外在化する会話法で質問をしていくと、一回では意味が通じないことが往々にしてあります。または、意味が通じたとしても、どのように答えたらよいのか考えるのに時間がかかるときがあるでしょう。この会話法は、本人にありきたりの表現ではない方法で、答えを返すように求めるものです。そのため、生返事をすることができないと感じるかもしれません。筆者は外在化する会話法に慣れてきたので、自分の質問の意味をすっと受け取ってくれないことに対する焦りはなくなってきました。しかし、外在化する会話法の質問を使い始めた頃は、こんな「普通ではない」言い回しをして、相手はどのように思うだろうかという不安も手伝って、ありふれた言い方で言い直したり、質問の言い回しを変えようとしたりして、しどろもどろになったものです。特に、自分の質問に対して「え？　何ですか？」などと聞き返されると、このような状況に陥りました。この形式の質問を使うには、それなりの努力と勇気、そして慣れが必要でしょう。

さて、この親子と面談することになった経緯は、次のようなものです。

学校に来るはずの一郎くんが登校中のどこかで引き返してしまい、日中、行方不明になってしまったのです。中学生である子どもが行ける場所は限られているため、母親が息子の所在を簡単に見つけることができました。しかし、親や教員が理由を尋ねても、本人から具体的な話を聞くことができませんでした。そのため、スクール・カウンセラーに話を聞いてもらおうと、教員が面談の日程を調整してくれました。学校側の話によれば、中学校では初めてのことでしたが、小学校時代も何回かこのようなことがあったそうです。また、一郎くんには精神的な弱さがあるというような話も同時に聞こえてきました。

このようなときに「ありふれた言い回し」であれば、「何で（あなたは）学校に来なかったのか？」「何でそんなことをしたのか？」という表現が一般的なものでしょう。表現のレパートリーはあるにしても、共通点はこの問題を引き起こした主体として相手を位置づけることです。つまり、「何で『あなた』は学校に来ないのか？」の「あなた」という部分です。日本語の文法上の特性として、主語を省くことができるため、この「あなた」は明言されないかもしれません。しかし、「何があったんだ？」、「何で来ないんだ？」という質問においてでさえ、「あなた」という主語、または主従関係の強い場においては、「おまえ」という主語を相手に与え、問題を引き起こした主体として相手を位置づけます。ここで、責められるかもしれないという不安が強い場合には、優しく「どうしたの？」と尋ねても、同じような意味として受け取られる可能性が残ります。私たちの質問をどのように相手が解釈するかは、相手が自分自身でしてしまったことをどのように理解しているかという文脈に依存します。そのため、私たちが持つ「あなたを責めているのではない」という姿勢が、できるだけ、言葉の表現からにじみ出る必要があります。

質問をしてから少し間を置いてみましたが、どのように答えていいのか、どのような問いかけなのかわからない様子だと思ったので、次のようにも話しかけてみました。

「つまり、一郎くんには、学校に来なければいけないという気持ちがあると先ほど話してくれましたよね。そのような一郎くんの足を『何が』止めてしまうのだろうかと、考えているのです。何を私が考えているのかというと、嫌がらせをされたときの記憶とか、教室の居づらさみたいなものがあるのかなと……。そして、一郎くんの意志に反して、一郎くんの足を止めてしまい、学校から引き返させてしまうようなものなんだけど……。何かそのようなものが少しでも思いつきますか？」

このような補足的な質問は、時には大切であると考えています。つまり、「学校に行かなかったこと」は、子どもにとっては問答無用に悪いことをしたのであり、その理由がいかに正当なものであれ、あってはならないことをしでかしてしまったという思考パターンにとらわれていると、原因をじっくり話してくれないことがあります。また、そのような原因が、実は取るに足らないものであるとしか判断されない場合には、結局、自分自身がそのような原因を取り除いたり、乗り越えられなかったりするため、「自分が悪い」と思ってしまうのです。

一郎くんは、話すのを少し迷っているように見えました。その原因としてあげるようなことを口にしていいのか、迷っているのが推測できました。それは、一郎くんの様子から、何も思いついていない印象ではなく、何か話すのをためらっているような印象をもったからです。

相手が黙っているときには、相手の状態を観察によって判断していくことになります。その際に、経験によってある程度感覚がつかめるようになる部分もありますが、見た目の判断に全面的に頼ることはあまり推奨しません。そのため、会話において、相手が話せるように働きかける努力が必要でしょう。しかし、最終的に答えることができない、または言葉を発することさえできないクライアントに対して、話さないからといって責められないことを、伝えていくのも大切です。このような姿勢が、今話はできないにしても、将来話せるようになる布石になっていくと考えています。

さて本題に戻りましょう。カウンセラーとして、じっくり待つことも必要ですし、大切な選択肢であると理解していましたが、筆者は次のことを付け足してみました。

「一郎くん。今聞きたいのは、本当にそれがそのようなものであるかを判断して、話してほしいわけじゃないんです。少しでも可能性がありそうなものなら何でも聞いておきたいんです。そして『その何か』について、一緒に話してみたいと思います。つまり、ほんの些細なことと思っていても、ぜひ教えてほしいのですが……」

一郎くんはそれでもためらったのち、ようやく話す決心をしてくれました。小さな声で「部活で怒鳴られる声が……」と言葉を発してくれたのです。外在化する会話法では、このような些細なことでも十分に外在化する対象として、会話を続けていくことができます。

「ありがとうございます。勇気を出して話してくれましたね」と、筆者は一郎くんに伝えました。

相手が話をしてくれたということに対して、相手を認める言葉を返していくのは大切です。それは、自主性、主体性が感じられる部分であり、ナラティヴ・カウンセリングで重要な方向性ととらえているオルタナティヴ・ストーリー（White & Epston; 1991; Freedman & Comb, 1996）やエイジェンシー（Monk *et al.*, 1997）につながるからです。そのため、ナラティヴのカウンセリングでは、このように言葉を返していく場面は多く見られます。特に、クライアントからの言葉が社会に存在する非常にありふれた言葉の繰り返しではないとき、その重要性を見逃してはなりません。ここで言う、ありふれた言葉の繰り返しとは、生返事であるとか、「よかったです」とか「大丈夫です」などのように、クライアント自身の思考が関与しているとは感じられないものです。それは、たとえば、生徒が教員に対して、また子どもが親に対して、相手の望んでいる言葉を繰り返しているようなときにも生じるでしょう。

外在化する会話のやりとり

それでは、「怒鳴り声」という言葉を外在化して会話を進めていくことにします。

カウンセラー：今、「怒鳴り声」と言うことを話してくれましたが、「怒鳴り声」はあなたをどんなふうにしてしまうのですか？　つまり、どんな気持ちにさせてしまうのかなと……。

一郎くん：怖い……（と小さな声で答えてくれた）。

カウンセラー：なるほど、「怒鳴り声」は、あなたに「怖い」という気持ちをつくってしまい、あなたの足を止めてしまうのでしょうか？

一郎くん：（うなずく）

カウンセラー：「怒鳴り声」はどこから聞こえてくるのですか？

一郎くん：朝練のときに聞こえてくる。

カウンセラー：なるほど、それでは、必ずしも一郎くんに向けてのものではないのですね？

一郎くん：うん。

カウンセラー：でも、その「怒鳴り声」が一郎くんに向けられたことがあったのでしょうか？

一郎くん：（少しうなずく）

カウンセラー：その「怒鳴り声」が一郎くんに与えている影響って、結構大きそうだと思いますか？　それとも、それほどでもないと私は思ったらいいでしょうか？

この会話の文脈で重要な点は、常識的な側面から見た影響力の大きさを尋ねていないことです。学校の常識的な発想では、生徒は「怒鳴り声」、つまり「叱咤激励」をものごとの取り組みに対する推進力として利用するべきである、とみなすことが多いでしょう。怒ったり、叱ったりすることで、子どもたちが動くようになるという思い込みが存在するのです。そのため、生徒は少し怒られたぐらいで、気にするほうがおかしいとさえ考えてしまうことがあります。ここでは、「怒鳴り声」が一郎くんという人に与えている影響の大きさを、一郎くんの主観的な視点で答えてくれるように問いかけています。
このことを理解しておくと、次のようなやりとりが可能になっていきます。

一郎くん：大きいと思う。けど、ほかの生徒は大丈夫だし、先生も生徒のことを思って言ってくれていると……。
カウンセラー：なるほど。一郎くんにとっては大きなことと思ってもいいのですね？
一郎くん：（うなずく）
カウンセラー：ここでの話では、一郎くんがどのように理解し、感じたかが重要だと思いますので、一郎くんが感じたことを言ってくれたらありがたいです。

このように本人の主観性を引き出していくことは、ナラティヴ・カウンセリングにおける重要な要素となります。それは、今後述べていくオルタナティヴ・ストーリーを発展させていくために、重要な側面となるからです。主観性とは、私たち自身が見て、考えて、判断した事柄です。ですから、ほかの誰かが言ったことをただ繰り返しているような状況においては、粘り強く「なるほど。それでは、あなた自身はどのように考えているのでしょうか？」と尋ねていきます。
粘り強さは、ナラティヴ・カウンセリングのひとつの特徴です。この会話において、非常に具体的な要因が出ているように感じることができましたが、「怒鳴り声」がこの一連の問題を引き起こしてしまっている原因であると思い込むのは避けるべきです。そこで、次のような質問を付け加えていきます。

カウンセラー：ほかに、あなたの足を止めてしまうような「もの」は、何かありますか？
一郎くん：よくわからない。
カウンセラー：なるほど。それでは、「怒鳴り声」をひとつの要因として置いておきましょうね。まだほかに思いついたら教えてください。

特定の描写において、その描写が薄いもの、表面上のものだけとなっている場合、私たちはそのことをしっかりと理解しているわけではありません。この場合、「怒鳴り声」という言葉だけで私たちが想像できるものと、実際ではどう違うかをしっかりと見極めていく必要があります。

この「怒鳴り声」の程度がカウンセラーも実感できるとき、クライアントへの共感となってくるでしょう。カウンセラーが、怒鳴り声で、学校に入れなくなる子どもを前にしたとき、その怒鳴り声が与える影響の度合いを理解し損ねると、共感どころか、その子どもの弱さしか目につかなくなってしまいかねません。そのような判断に囚われてしまうと、母子関係の問題や子ども自身の問題に目がいってしまいます。

この「怒鳴り声」の程度がどのようなものであるのか、筆者も判断できなかったために、カウンセリングが終わってから、学校の養護教諭にその部活から聞こえてくる怒鳴り声をどのように思うか尋ねてみました。その養護教諭も、その「怒鳴り声」は、聞くに堪えないものとして感じていると話してくれました。できれば、子どもたちにそのような声かけをしてほしくないと思っている、とのことでした。スクール・カウンセラーとして学校に勤務するとき、このような情報を引き出せるような人間関係を保っておくことも重要です。

問題に抵抗できている部分を確認する

カウンセリングの続きに戻ります。筆者は、「怒鳴り声」に影響を受けてしまっている一郎くんを、ただ一方的に圧倒されてしまっている人として位置づけたくはありませんでした。そのため、「怒鳴り声」にどれほど抵抗できているのかに焦点を当てていきました。これは、ナラティヴ・カウンセリングにおける影響相対化質問法（White, 1989）における後半の部分に入ったものです。

詳細は後述するとして、影響相対化質問法とは何かを、ここで簡単に説明しておきます。これは、ナラティヴ・カウンセリングとは何かという質問を受けたら、外在化する会話法と並び、もっとも基本的なもののひとつであると、筆者は答えるでしょう。外在化された問題は、クライアントの人生に影響を与え、クライアントにとって不本意な問題行動を引き起こしていきます。この影響の大きさを尋ねていくのが、影響相対化質問法の前半の部分です。そして、この外在化された問題に対して、このクライアントがいかに問題の影響力に抵抗して行動したり、考えたりすることができているのかに焦点を当てていくのです。

筆者が一郎くんに「なるほど。でも朝練は毎日のようにありますよね？」と尋ねると、一郎くんはうなずきました。そこで「『怒鳴り声』があるにもかかわらず、学校に行くことができたのはどうしてなんですか？」と引き続き尋ねていきました。

「今私が想像している光景は、一郎くんが学校のグランド近くまで来て、『怒鳴り声』が聞こえてきたところです。そのときに一郎くんは『怖い』という感情に襲われます。しかし、その日はどうしてか学校に来ているのです。このとき、どのようにして学校までたどり着いたのですか？」

「だって学校に行かなければならないし……」と一郎くんが答えました。

このような返事は実に一般的な返答です。この表現では、あたかも「怒鳴り声」があるにもかかわらず、学校に来ることは自然な行為であり、特に何の努力も必要がなかったかのように映ってしまいます。今の一郎くんの場合、「怒鳴り声が聞こえたぐらいで学校に来ることができない生徒」という物語によって、一郎くんという人が理解されています。この物語から、一郎くんは、多少のことでくじけてしまうという人間像によって理解されてしまうかもしれないし、このような一郎くんを育んできた家庭環境にも疑いの目を向けさせてしまうでしょう。ナラティヴ・カウンセリングの目標として、本人の物語を別の視点から再構築することがあげられます。それは、「怒鳴り声」が存在する、つまり「怒鳴り声」によって不安や恐怖が引き起こされているにもかかわらず、学校に行くことができていたのであるとみなし、その部活にさえ参加できていたのであるとみなすのです。視点をほぼ逆転させていくのです。その「力」は、どのようなものであろうかと、本人と一緒にみていくことがナラティヴ・カウンセリングの特徴でしょう。

このような視点をソルーション・フォーカスド・アプローチの言葉を借りれば、「例外」(Berg & Miller, 1992) となるであろうし、マイケル・ホワイトの言葉で言えば、「ユニークな結果」(White, 1989) となります。この例外またはユニークな結果については、後ほど検討していきます。

さて、一郎くんとの会話に戻ります。筆者は、一郎くんが「怒鳴り声」に対応して、どのように対処しているのかという点について、もう少し話を聞いておきたかったのです。

「そうだよね。学校には来なければならないという考えはあるだろうね。でも、それだから楽になるってわけじゃないでしょう？　いつもは、どうやって学校までたどり着いているの？」

一郎くんはうまく答えることができないようでした。この種の質問に答えられないのは、珍しいことではありません。この種の質問の目的は、質問から得られる情報そのものにあるのではなく、カウンセラーが興味を示していることをクライアントに伝えていくことも含まれるため、質問に対する回答が直接返ってこなくても落胆する必要はありません。それよりもカウンセラーが、クライアントが問題を乗り越えようとしている人であるとみなしていることや、それをどうにかしてやり遂げたこともある人としてみなしているのを、この質問によって相手に伝えていくことのほうが重要です。つまり、質問そのものが、ある立場を表明しているとも言えるでしょう。その質問の意味するところ――何に価値がおかれている質問なのか、どのような判断に基づいている質問なのか――が、相手に伝わっていく可能性は十分にあるのです。将来的に、会話を積み重ねるに従って、日々の生活を送りながら、自分がどのようにして乗り越えていくかに気づき、報告してくれるようになることもあります。そのため、ここでは、筆者の興味がどこに向かっているのかを提示したので、次のような言葉かけをして、次の話題に進めました。

「うまく言えないようですね。この点は私も興味がありますので、何か気づいたことがあったら私に教えてもらっていいですか?」と伝えると、一郎くんはうなずきました。

「もう少し聞きたいのですが、いいですか? それから、今までの話は大丈夫でしたか?」と確認すると、一郎くんは「大丈夫です」と答えてくれました。この確認を要所要所で入れていくこともナラティヴ・カウンセリングでは求められます。それは、カウンセリングにおける主導権を完全にカウンセラーが掌握するのではなく、たとえわずかであってもクライアントに渡していくためです。これは、カウンセリングにおける会話を、主従関係のはっきりしたものではなく、双方向から持ち寄ることによって成立するもの、としていくためです。必要と感じたときには、次のようなことを付け加えることもあります。「このようなカウンセリングは、最初はものすごく緊張するし、疲れます。もし、今日はもう十分と思ったら、ぜひそのように言ってくださいね。できるだけ私も確認していきますが、私は一郎くんの内面の状態まで察知できないので、言ってくれないとわかりません。言えますでしょうか？」

本当に言えるかどうかは別として、多くの子どもたちがこのような質問にはうなずいてくれます。そして、筆者の主観的な印象ですが、このような点を確認していくと、子どもたちの緊張度がある程度治まり、発言を引き出しやすくなります。これは、カウンセリングにおいて単にされるがままにいる状態から、ある程度その場をコントロールする力を得ることができるからであると考えたいところです。やりとりをこのぐらいまで進めることができれば、あまり話をしてくれないような子どもたちとの最初のセッションはまずまずのところまでいけた、と判断できます。そして初回で深掘りするのではなく、次回また来てもらうことを狙っていく重要性にも十分気づいておくべき段階であると思います。

残念なことに、子どもたちは自分の考えや主張をしっかりと聞いてもらったという経験があまりないようですので、以上のやりとりで、この世の中に自分のことを理解してくれる人がいるという気持ちになってくれる可能性も考えておくべきでしょう。この可能性の話は、筆者自身の「判断基準」を示したいためではなく、判断するための「材料」を増やしていることを伝えたいがためです。随時、相手がどのように思っているのか確認することはできませんが、一方的な判断を避けるために、幅を持って可能性を模索しようとしているのです。できれば、その可能性のすべてとはいかないまでも、いくつかについて、相手に確認するという作業を通じて、自分の判断を相手の理解に近づけていくべきであると考えています。

カウンセリングの中盤から終盤にかけて、時に、「あのときの気持ちはどのようなものだったのですか？

私は、自分のカウンセリングについて、できるだけ率直なフィードバックがほしいと思っているので、よかったら教えてもらえませんか？」と尋ねる機会をつくれる場合があります。そのようなときに、自分の思い込みに気づかされるのです。

問題への対応方法を検討する

ここから、「怒鳴り声」に対してどのように対応すべきかについてが、当然話の焦点になっていきます。その際に、先ほど「怒鳴り声」があったにもかかわらず行ける日もあったので、これからもそのような日を増やしていけるであろうという視点には、安易に同調しません。それは、学校という場で、何かきっかけさえあれば、後は行けるようになるという盲信が存在しますし、以前にはできたのでこれからもできるという思い込みも依然として根強いと感じているからです。

また、カウンセリングの主題が、何ができたか、何ができなかったのかという点にだけはまり込むべきではないでしょう。その問題にどのように取り組みたいのか、どのようなことを考えているのか、何が邪魔をしているのかなど、直接的な行動を扱わない領域で、たくさんのことを話す余地が残っています。このようなことも含めて、「どのように対応すべきか」について、話し合っていく必要があるのです。

そのために、まず大切なのが、クライアントのエイジェンシーであり、主体性であると考えていくことです。そこでは、クライアント自身の意志や考えの確認と、選択肢の有無を話し合っていくことになります。

カウンセラー：「怒鳴り声」に対して、どのように取り組んでいきたいと思いますか？
一郎くん：（無言）
カウンセラー：「これをします！」というようなことではなくても、どのようなことができるのか、何か思いつきますか？　何か選択肢があるのか、一緒に考えてみましょう。
一郎くん：がんばります。
カウンセラー：何をがんばりますか？　私は、一郎くんががんばっていなかったとは思っていないのですが……。
一郎くん：学校に来ることかな……（声が小さく）。
カウンセラー：なるほど。その努力も続けるという選択肢ですね？
一郎くん：（うなずく）
カウンセラー：それからほかに選択肢はあるのでしょうか？　できるかどうかは別にして思いつくことはありますか？
一郎くん：（ためらいがちに）部活をやめることかな……。
カウンセラー：今「部活に対する気持ち」は、どのようなものになっているのですか？
一郎くん：え？
カウンセラー：「部活をしたいという気持ち」は、どのぐらい一郎くんと共にあるのかなと思いまして……。
一郎くん：うーん、あまりないかな。
カウンセラー：「やめる」という選択肢は、比較的簡単なものなのでしょうか？　それとも、それを選択するのは、何かが邪魔するのでしょうか？

一郎くん：先生と（その後、ちらりと母親をみる）。

カウンセラー：（まずは母親のことには触れずに）先生に「やめること」を伝えるのは、一郎くんにとってどの程度難しいと感じるものなのですか？

一郎くん：（無言）

カウンセラー：難しいと思っていいでしょうか？

一郎くん：（うなずく）

カウンセラー：ここで、一郎くんの気持ちを確認させてください。

一郎くん：（じっと私を見ている）

カウンセラー：「部活をしたいという気持ち」はなくなってきているということですが、もし先生に言えるのであれば、「やめること」を前向きに考えてみたいですか？

一郎くん：（うなずく）

学校という場で「部活」にまつわる一般的な考え方は、その場に関与していないものにとっては、特異に映るものだと感じています。「部活」をやめるということに対する大人の心理的な反動に、驚かされるときがあります。「部活」を途中でやめるということが、選択肢としてあってはならないかのようです。この、当たり前や当然とする考え方、価値観、行動指針などのことをディスコースと呼びます。ディスコースについては、後で詳しく検討することにしますが、ここでは、「部活というディスコース」があり、それが、私たちの考え方や行動に影響を与えていることを、理解しておいてください。

このような話を一郎くんとしていきながら、いろいろなことを考えておく必要があります。まずは、部活顧問が「部活をやめること」に対してどのような姿勢でいるかということ、そして、母親はどのような姿勢で子どもに接してきたのかということです。「そんなにやめたいのなら、やめればいい」という単純なことではない場合が往々にしてあることは、学校現場にいると、さまざまなところで痛感させられます。スクール・カウンセラーとしては、子どもに部活をやめるようアドバイスしておしまい、ということにはならないでしょう。

そして、「部活というディスコース」が、母親にどの程度影響を及ぼしているのかを確認しておく必要があります。このディスコースのやっかいさは、普段はなりを潜めているのですが、我が身に起こったときに、明確な形で見えてくることです。一方で、学校という場での特異なディスコースは、その外に身を置くものにとっては、わずかな影響力しか持たないこともあります。そのため、カウンセラーとして、母親も「部活をやめるのは難しい」と考えていると思い込むことは避けておきたいところです。よって、母親に確認することが大切となります。

カウンセラーとして、特定の出来事や様相から、いろいろ考え、解釈し、理解しようとします。この理解に対しては、実際に相談相手に会ったことがないスーパーバイザー、教官、上司が第三者の意見として、理解様式を提示してくれることもあるでしょう。しかし、私たちは、相手に確認するという作業を通じて得られた理解を、自分の理解様式の基盤に組み込むことを忘れてはなりません。このことを実現するための、単純で有効な方法は、相手に尋ねてみるということです。この状況では、「息子さんは部活のことで相当悩んでいるようですね」とか、「今までこのようなことを（息子さんは）話してくれなかったのですか？」などのように、カウンセラーの解釈や立場、意見を含ませたものを提示するのではなく、ただ単に「今の話を聞いてどのように思いましたか？」と問いかけることです。保護者だって、言いたいことがあるかもしれないと、常に頭の片隅に置いておくべきなのです。
この種の話をうまく切り出せない子どもたちが多くいるという単純な理由もありますが、カウンセラーという第三者の存在によって、感情的にならずに話すこともできるため、機会があれば、筆者は母親とも直接話してみたいと考えています。

カウンセラー：（母親に向かって）お聞きになっていたことと思いますが、今はどのような思いがあるでしょうか？
母親：息子が部活のことを気にしていたなんて初めて知りました。この子は、何も言ってくれないので……。
カウンセラー：なるほど。お母さんのお考えを少しお聞きしておきたいのですが、部活のことについては、どのような考えがありますでしょうか？
母親：息子が学校に来ていないという連絡をもらうと、あちこちをかけずり回らないといけないので、部活をやめてこのようなことがなくなるのであれば……。でも、部活にせっかく入ったので、続けてほしいという気持ちもあるんです。
カウンセラー：それでは、やめることも選択肢としてありそうだけど、続けることも考えてほしいということでしょうか？
母親：はい。それほどいやなのに、どうしてもというわけではないのですが……。
カウンセラー：なるほど。では、やめるか継続するかについて、どのようなことで判断できるでしょうか？

母親：息子が言ってくれればいいのですが……。
カウンセラー：息子さんの意向というか、気持ちを尊重しておきたいということでしょうか？
母親：はい。
カウンセラー：二週間後に私がまた学校に来ますので、そのときまでに少し息子さんの気持ちを探ってもらっていいでしょうか？（一郎くんに向かって）今日の気持ちがどのようになっていくのかについて気になりますので、できるならお母さんに伝えてもらっていいでしょうか？
一郎くん：（うなずく）
カウンセラー：今日は、しっかり話をしてくれたと感じています。このぐらい話をしてくれると、私も話しやすかったです。ありがとうございました。次回また状況をお聞きしたいのですが、よろしいでしょうか？
一郎くん：（うなずく）

外在化する会話法の効果

二週間後の面談に、一郎くんは参加しませんでした。それは、部活をやめる決心がついたのと、そのように話ができたから、もう大丈夫ということでした。それよりも、授業に出たいと母親に伝えたそうです。母親との面談にもそれほど多くの時間を割くことはありませんでした。母親に対しては、「学校に来なかったこと」や「部活をやめること」だけに焦点を当てることなく、息子と話をしてくれたことに対して、敬意を示しました。多くの場合、学校に来なかったこと、部活を継続できなかったことが優位に立ち、冷静な話をする機会を奪ってしまいます。そのような中で、息子が母親に語ることができたということは、注目に値すると思っています。

ほぼフォローアップ的な面談となってしまいましたので、初回の筆者との面談について、一郎くんがどのように感じたのか、何か言っていなかったか、母親に尋ねてみました。母親は、初回面談の後の帰りの車中でのことを報告してくれました。

一郎くんは「そっか、そう考えてもいいんだ」と言ったそうです。母親は、どのような意味なのかつかみかねたので、「どういうこと？」と尋ねたところ、「いや、俺が悪いとばっかり思っていたから、こんなふうに考えてもいいんだと思って……」と言ってくれたということでした。

このことがまさしく、ナラティヴ・セラピーの導入部分に起きることの狙いなのです。世間一般の見方からすれば、学校の門の前で引き返したのは一郎くんです。そのため、この問題を生じさせた責任が一郎くんに帰するというのは、もっともな見方でしょう。しかし、好き好んで学校をサボることが、すでに世間的な常識としては失われてしまっている現在、学校に行かないということを、主体的な選択肢として取ったとは考えにくいということも、加味する必要があります。

ちなみに、鹿児島県では、昔「山学校」というものがありました。学校に行くのが面倒になると、その日は、友人を誘って山学校に行っていたようです。山学校とは、裏山であったり、近くの海辺であったのでしょう。次の日怒られても、一日遊んで、気分を発散していたということでした。研修会や講演会の度に、「山学校に行ったことがある人がいますか？」と手をあげてもらいましたが、大体、六〇代から七〇代の人は山学校に行った経験のある人が多いようでした。山学校にいった経験のある人たちに、山学校はどうだったかと聞くと、おしなべて「楽しかった」と答えてくれました。翌日、学校の先生から怒られた人もいたのですが、怒られなかった人もいたそうです。しかし、三〇代以下の教員には、「山学校」という言葉そのものが存在していないようでした。

つまり私たちの視点では、一般的には「学校に行かない」ことのほうがはるかに心理的に難しいにもかかわらず、学校の門の前で踵《きびす》を返すという選択をしたのは、本人はやむを得なかったのであろうとみることも可能なのです。そして、このことを私たちが言葉に反映するとき、どのようにしたら、相手を尊重し、相手を責めないようにすることができるのだろうか、というのが、ナラティヴ・セラピーにおける言葉の選択をめぐる本質的な問いかけなのです。今後いろいろなバリエーションを考え出す人が出てきてほしいのですが、現時点では、次のような質問形式を利用しています。

・「何が」あなたの足を止めてしまうのですか?
・「どのような状況」が、そのときのあなたに影響を及ぼしていたのですか?
・「何か」そのようなことを生じさせることがあったのでしょうか?

このようなことから、問題を外在化し、外在化する会話へとクライアントを招き入れていくのです。ナラティヴ・セラピーの会話の例を提示したところで、次章では、ナラティヴ・セラピーの概要、理論的な側面について検討していくことにします。

第2章

ナラティヴ・セラピーとは

ナラティヴ・セラピーを世界的に一躍有名にした本があります。それは、『治療手段としての物語（*Narrative Means to Therapeutic Ends*）』（White & Epston, 1991）です。日本では『物語としての家族』（小森康永訳、金剛出版、1992）として翻訳されています。この本は、最初にオーストラリア・ニュージーランドを中心にして出版された『治療手段としての文章（*Literate Means to Therapeutic Ends*）』（White & Epston, 1989）に加筆して、北米で出版されました。名前が変更されて出版された時点で、ナラティヴという言葉が、二人の治療的な手段の名称として使われるようになりました。

ナラティヴ・セラピーは、ネーミングのうまさもあって、多くの対人援助職の興味や関心を引きつけるようになってきました。このときから、「ナラティヴ」という名称が多くの技法を集め始めた、と表現することもできるでしょう。そのため、マイケル・ホワイトとデイヴィッド・エプストンが用いている理論的背景や技法を超えた領域まで、ナラティヴと表現されることになっていった、と筆者は解釈しています。今では、日本でも、心理臨床を生業とする職業に就いている人にとって、この名称そのものの知名度は相当高くなっていると思います。

この『物語としての家族』の第一章「ストーリー、知、そして力」に、ナラティヴ・セラピーの思想的な背景が凝縮されているといってよいでしょう。ところが、この文章は難解で、自分の知的能力の限界を感じ、くじけてしまうような気にさせられます。そして、残念なことに、ナラティヴの全貌を把握したような実感は伴いません。ある程度ナラティヴのことを把握できてからであれば、何となく理解できる気がしてきますが、最初から読むことは楽ではありません。こう言うと、マイケル・ホワイトはなんて難しい人なのだろう、という印象がつくり上げられてしまうかもしれません。ところが、ひとたび、マイケル・ホワイトのカウンセリング場面やプレゼンテーションを聞くと、その印象は大きく異なったものとなります。比較的容易な言葉で話をしてくれます。このようにして、英語圏の人たちは、理論的な理解とカウンセリングの実践との関連づけを行うことができたのでしょう。

ナラティヴ・セラピーの主要な視点

ここに、ナラティヴ・セラピーを理解する上で、いくつかの重要な視点の解説を試みます。どのように提示すればわかりやすいのか迷ったのですが、説明していく項目をジョン・ウィンズレイドとジェラルド・モンクの『新しいスクール・カウンセリング—学校におけるナラティヴ・アプローチ』(Winslade & Monk, 1999)から借用しました。この本の第二章「ナラティヴ・カウンセリング—ステップ・バイ・ステップ・ガイド」の中で、ナラティヴ・セラピーを支える仮説について、説明を加えています。なお、訳文は、基本的に小森氏のものを利用しましたが、訳語は統一感を持たせるために、一部変更しているところもあります(「言説」を「ディスコース」に変更)。

1. 人間はストーリーによって人生を生きている
2. 私たちが生きるよりどころにしているストーリーは、真空地帯で生産されるわけではない
3. ストーリーにはディスコースが深くかかわっている
4. 近代社会は、監視と精査によって維持される社会規範によって特徴づけられている
5. 自分自身が同盟できる(タッグを組める)ような、矛盾しているオルタナティヴなディスコースが必ず存

在する

6. 支配的な文化的ストーリーは、人生において変化を求める人々に過酷な制限を課す

7. 支配的なディスコースを脱構築することによって、人生のための新しい可能性が生まれる

8. ストーリーには包み込まれないような生きられた経験が、必ず存在する

9. カウンセラーの課題は、クライアントに以前より満足を与え、感じ入らせるようなプロットを構成できるよう援助することである

以下、それぞれについて説明をしていきます。

1. 人間はストーリーによって人生を生きている

筆者は、このフレーズを最初に聞いたとき全然ピンと来ませんでした。筆者の中で意味をなさなかった言葉ですが、その後、次のように理解するようになりました。

私たちは、自分のことを語ることがあります。それは知らない人に自己紹介するときに出てくるものが一般的と言えるでしょう。たとえば、自分の所属を明示して、「○○につとめる□□と言います」と言ったり、自分の職業を明示して、「臨床心理士の△△です」と言ったりすることもあるでしょう。この短いフレーズにすでにストーリーが含まれており、その含まれているストーリーによって、私たちのアイデンティティ、つまり、「私は誰なのか」を物語っているのだと気づくようになりました。

自分の所属先や職業には、社会的な位置づけ、どのような者とみなされているのか、相手に対してどのような含みを与えるものなのか、が包含されているのです。

このことに気づいたのは、ある人と自己紹介をしあったときに、相手が自身のことをうまく表現してくれなかったからでした。そのとき、その人の所属先がしっかり決まっていなかったのです。また、資格を取ってその職業に就いているわけではなかったので、その職業を明示することもためらったようでした。

つまり、このような短いやりとりの中にも、私たちは、社会的に構築された価値観であるとか、意味づけを提示しながら、社会生活を送っているのです。そして、そのような「○○につとめる□□」とか、「○○という職業に就いている△△」というフレーズも実は、ストーリーの一種ではないかと考えるようになりました。その気になれば、その職業、業種、会社に関して、どのような印象を持つとか、どのような価値観を見出すとかについて、背後に潜んでいる多くのストーリーを語ることもできます。

「自分のアイデンティティは何か?」について、日本人同士で直接話題にすることはあまりありません。あるとき、英語の講師として日本に来ていた日系二世のアメリカ人とおしゃべりをする機会がありました。日本人としてアメリカに住んでいると、自分をどのようにみなすようになっていくかについて尋ねてみたところ、興味深いことにその女性は、その質問に対する答えを用意していたようでした。一方で、日本人に向かって、「あなたのアイデンティティは何ですか?」と尋ねても、面食らって、答えられないような気がします。日本人である筆者も自分のアイデンティティを取り巻くさまざまなストーリーを口にすることがあまりないので、「ストーリーによって人生を生きている」という言葉がピンと来なかったのだと思います。

また私たちは、自分自身の中で、自分に対してストーリーを語ります。「何でできなかったのだろうか?」「ああしておけばよかったのに」「おまえは弱いヤツだ」とか、あまり勇気づけられることはないのですが、大変多くの事柄を、自分の中で語っています。実は、私たちは、人に語るよりも、自分に語る会話のほうが圧倒的に多いのです。そして、これが、ここでいうストーリーであるとも気づくようになったのです。

ちなみに、「自分探しの旅」という表現についてですが、これは、「自分が何者であるかを見つける」ということではなく、「自分をどう語れるようになるか」のほうが重要なのではないかと考えたりもしています。そして、自分のことを「どのように語るか」こそが、自分のアイデンティティに密接に関係していると思います。

このようにさまざまなストーリーが、私たちの現実感をつくり上げていきます。私たちは、さまざまなものを自分の目で見るのですが、「それが何であるか」については、解釈が必要になります。この解釈とは、「どうして、それがそのようであるか」という説明のことです。この説明には、いろいろなバージョン（見解）が存在し得ます。それについて、価値を見出せるものから、不要だと感じるものまで、さまざまあります。私たちに「それが何であるか」を告げてくれるものも、ここではストーリーと言います。なぜ「ストーリー」と表現されるのかというと、どのバージョンの説明も決して「本当の真実」を伝えることはできないという理論的な立場に立っているからです。それがいかに「本当っぽく」私たちに語りかけても、それはひとつの「物語」にすぎないのです。

科学的な知についても、物語という視点は有効になります。科学は、それ自体に信憑性《しんぴょうせい》があるように私たちに訴えかけてきます。つまり、それが根底にあって、いろいろな技術を支えているのだと。しかし、クリフォード・ギアーツは、「蒸気機関は科学に負う、というよりも科学は蒸気機関によっている。染色技術がなかったならば化学はありえなかったであろう。冶金学は鉱山採掘を理論化したものである」(Geertz, 1983)と述べています。つまり実は、私たちにとって有益なものが先にあって、それを説明しようと、後付けされたものが科学的な知であるという見方も可能なのです。科学や技術の最先端に身を置く人たちは、既知の科学や技術だけでは十分ではなく、しっかりした根拠のない仮説、試行錯誤、そして、時には空想も必要になることを理解しているのです。

人を理解しようとする学問において、専門家の解釈が「真実」とみなされるようになっており、そこに疑問を呈していくことが、ナラティヴ・セラピーの根底にある姿勢です。さまざまな研究は、人間という存在の傾向をある程度示すことは可能でしょうが、ある特定の個人については、何も物語ることはできないのです。

たとえば、「男」とは、あるいは「女」とは、このような行動を取るものであるとか、このような特徴があるという研究があるとします。これは、平均値を見れば、男女に統計的に有意な差が現れることもあるでしょう。そして、そのような統計的手法が組み込まれた解釈は、科学的に証明されたというステータスが与えられます。しかし、その結果が、個人個人について、何かを物語ることはできないのです。統計的に処理され、科学的に証明された知識は、所詮、一般論としてのみ有効であるにすぎず、その人個人の独自性や唯一性について語ることはできません。ナラティヴ・セラピーは、このような科学的な知に対する疑問を投げかけることも忘れないのです。

2. 私たちが生きるよりどころにしているストーリーは、真空地帯で生産されるわけではない

この説明で強調したいのは、さまざまなストーリーは自分自身の手で、自由に、白紙からつくり上げるようなものではないということです。つまり私たちは、自分たちが用いる言語、自分たちが所属している文化、時代、地域の影響から逃れることはできないということを明示しているのです。

なぜこの視点を強調するかというと、伝統的な心理学において、「人とはどのようなものであるか」を解釈するとき、言語、文化、時代などの要因を加味していないのではないかという懸念を持っているからです。

たとえば、伝統的な類型論で考えてみると、体型などによって、人の人格を推測でき、分類できると信じるところまで至っています。今では、それを真実と受け取って、臨床活動に臨んでいる人は少ないでしょうが、少なくとも、心理学の基礎として必ず語られるようなものではあります。ジークムント・フロイトに対する大きな批判のひとつは、彼が観察対象としたクライアントが、白人の、そして、ある階級に限られていたということから生じています。つまり、そのような観察から、「人という存在」を一般化する危険性への指摘です。すべての研究者は、その研究者がおかれている文化、時代、言語の影響を受けている点に、気づいているべきなのです。

つまり、私たちが「自分は誰か」を考えるときに、私たちが利用できる言語の中でしかそれを定義づけることができず、その言葉の意味づけも文化、時代、そして地域の影響を受けているのです。土居健郎が『「甘え」の構造』（土居、1971）で明らかにしたように、「甘え」という言葉が日本語にあるため、私たちは「甘えている人」に出会えるのです。（もしかしたらほかの言語で、非常に似ている用語に遭遇するかもしれませんが）日本語圏以外で、「甘えている人」に会うことはないのです。この用語が利用可能なので、「おまえは甘えているんだ」といわれる場面も出現することになり、そのことによって悩み続ける事態も生じるのです。

ウィンズレイドとモンクは、次のように説明しています。

私たちの主体的体験はしばしば、自分たち自身の所有物だと思われがちである。が、そのほとんどは、私たちが泳いでいる文化というプールに浮かぶストーリーから生産されるのである。

（Winslade & Monk, 1999）

3. ストーリーにはディスコースが深くかかわっている

ディスコースとは、「私たちの話すものの対象を形成する実践（practices which form the objects of which they speak）」（Foucault, 1972, p.49）とあります。フーコーのことをしっかりと研究したわけではないので、このことをフーコーの言葉を借りて説明することは筆者には荷が重すぎます。そのため、ビビアン・バーの定義も見ておきます。「ディスコースとは、何らかの仕方でまとまって、出来事の特定のバージョンを生み出す、一連の意味づけ、表象、イメージ、ストーリー、声明文などを示す（A discourse refers to a set of meanings, representations, images, stories, statements and so on that in some way together produce a particular version of events.）」（Burr, 2003）としています。

ものごとの理解は、どうやら、この「ディスコース」によって私たちにもたらされるのですが、そのような理解は、単一の「ディスコース」があって、単一の「理解」があるというわけではないのです。いろいろなディスコースが存在し、そのディスコースによって、もたらされる理解が違うということです。このような概念が何をもたらすかというと、私たちは「まっさらな状態で、自分だけの判断で、ものごとを解釈する」という見方の否定です。つまり、私たちは、ディスコースによって、何かを理解できるようになるのです。

また、さまざまなストーリーは、ディスコースによって解釈されている、ということもできそうです。このディスコースについては、次の項でより詳しく説明していきます。

4. 近代社会は、監視と精査によって維持される社会規範によって特徴づけられている

表現が難しいのですが、要は、近代社会において、私たちは、自分自身と他人を比較するようになってき

ているということでしょう。ミッシェル・フーコーは、このような現象をある牢獄の建造物にたとえました。その建造物に、近代社会で起きていることの類似性を見出したのです（Foucault, 1977）。

それは、パノプティコンと呼ばれるもので、一八世紀末に刑務所のために設計されました。この建造物の特徴ですが、まずは中庭のある円筒の建造物を想像してください。外側には、円筒形になるように牢屋が配置されています。その牢屋は、円の中心に向かって開かれており、鉄格子で自由に外に出られないようになっています。そして、円の中心部には、看守の部屋が設けられています。看守の姿は、牢屋からは見ることができませんが、その看守の部屋には小さなのぞき窓があり、全方向を見ることができます。ここで特徴となるのは、牢屋に閉じ込められている人は、いつ見られているのかわからないということです。極端に言えば、看守の存在も必要ありません。それは、いつも見られているという感覚を伴うからです。これを、フーコーは「視線」（Foucault, 1977）と呼びました。

私たちの社会でも、人から絶えず見られ、絶えず評価されているという感覚を持っていることは、よく理解できるのではないでしょうか。フーコーの時代には、そのような感覚を持つに留まるだけでしたが、現在では、それは幻想ではなく、監視カメラのように現実に見られ、感じられるものになってきてもいます。

これがカウンセリングにおいても重要な意味を持ちます。たとえば、拒食症、ひきこもり、不登校、うつなどさまざまな現象に悩まされている人と話すとき、この「視線」がもたらす「見られることへの恐れ」や、「ほかの人はどのように思うだろうか」という点が会話の主要なテーマになっていくことが稀ではないからです。人のことが気になるのです。このような視点への理解は、私たちが「その人の気のせいである」と片付けてしまうことを避けられますし、どのようにして私たちは人の視線が気になるのか、という貴重な会話を、相談に来た人とすることもできるようにしてくれるのです。

5．自分自身が同盟できる（タッグを組める）ような、矛盾しているオルタナティヴなディスコースが必ず存在する

私たちは、人生におけるさまざまな問題を、その時代、文化、地域に存在するディスコースによって、解釈していきます。この解釈に用いられるディスコースは、ひとつの側面しか提示しないものの、非常に大きな影響力を持つことがあります。これは、支配的なディスコース（ドミナントなディスコース）と呼ばれ、ほかのディスコースよりも大きな力を与えられているのです。そのディスコースが「よい」と認めたものができないとき、私たちは、不全感や不能感を感じるようになるのです。

たとえば、「学校に行くこと」「結婚すること」「離婚すること」「就職すること」「子どもを持つこと」などを考えればすぐに理解できるのではないでしょうか。特徴的なのは、支配的なディスコースの言うままにものごとがすんなりできているうちは、ディスコースの圧力を際だって感じることはありません。ところが、ひとたび、その路線に沿っていることが困難になると、この存在がいたるところで感じられるようになります。

私たちは、支配的なディスコースが正統と認めた生き方に沿いたいと願います。残念なことに、私たちの生活全般、人生全般において、常にその期待に添うというのは、多くの人にとっては無理なことでしょう。そのようなときに、それを「挫折」「無力さの証明」「敗者」として意味づける必要はないのです。特定の現象への解釈をもたらしてくれるディスコースは、決してひとつではありません。つまり、支配的なディスコースがもたらす解釈が「真実」であるとみなす必要はなく、ほかの解釈をもたらしてくれるディスコースを探すこともできるのです。

6. 支配的な文化的ストーリーは、人生において変化を求める人々に過酷な制限を課す

これは、前の仮説と重複してきますが、支配的なディスコースは、私たちにものすごい圧力をかけてきます。

たとえば、「よき母親」にまつわる支配的なディスコースを考えてみましょう。「よき母親」の条件をクリアするのは、実に過酷なものです。その母親という役割についている人の全人生を捧げる必要があるぐらいのコミットメント（献身度）を要求してくるものではないでしょうか。子どもの学校行事への参加、PTA活動、部活への支援、学習塾の手配、子どもの栄養面の管理、ゲームをする時間のコントロールなど、自分の生活パターンを子どものスケジュールにあわせるのが当然であるかのように迫ってきます。また、時に自分の結婚相手に対してまでも、「よき母親」として、何かをするように要求してきます。そして、その人の、ひとりの人間としての人生、女性としての人生、妻や伴侶としての人生をないがしろにしていくのです。

自分で仕事を持っている母親、病気を患っている母親、介護という役割もこなさなければいけないなどの状況にある人の苦悩を理解しようとしたことがあるでしょうか？　この「よき母親」にまつわる支配的なディスコースは、そんなことでは容赦してくれません。そのため、自分の睡眠時間を削り、自分のしたいことをあきらめ、支配的なディスコースの要求を満たそうとします。そして、その要求を満たせないとき、周りから責められることもありますし、自分自身に対する不全感や不能感に苛まされることもあります。このときに、どこから来るのかも特定できない「視線」を全身に感じ、その「視線」がほかの人たちが自分を判断するときにも影響を与えているはずだと、思い込んでしまうのです。こうした状況に陥れば、ほかの人との関係性に影響が生じ、疎遠になっていくことも理解できるはずです。

よって、支配的なディスコースが「過酷な制限」をもたらすと表現されるのもうなずけるのではないでし

ょうか。

7. 支配的なディスコースを脱構築することによって、人生のための新しい可能性が生まれる

ある特定の考え方、意味づけ、価値観が、「本当の姿」を見せようとしても、それはまた、ひとつのストーリーにしかすぎません。それは、その時代や文化、地域において、特別な、特権的な位置づけに置かれていますが、それが「真実」だからではありません。

脱構築するというのは、多くあるディスコースのうち、ある特定のものが支配的な地位を獲得していった歴史、理由、原因を解きほぐしていくことによって、その絶対性を緩めていくことです。

人は多様な存在です。その人が、その社会で唯ひとり、支配的なディスコースの要求を満たせない人であるということはあり得ません。不登校児はたくさんいますし、同性愛者、結婚していない人、子どものいない人もたくさんいます。そのような人たちに正統性を与えるディスコースも存在するのです。

つまり、脱構築するというのは、別の、その人の生き方にとって、有効なディスコースを探していくことでもあります。

8. ストーリーには包み込まれないような生きられた経験が、必ず存在する

相談に来る人はいろいろな問題を語ってくれますが、これは、ある一定のストーリーラインに沿ってのものです。多くの場合、いかに支配的なディスコースに沿っていないかの話になるのではないでしょうか。しかし、そのようなプロットにはそぐわない挿話がきっとあります。これを探索していく過程そのものが、ナラティヴ・セラピーにおける「再著述」「共著述」といわれるもので、代わりとなるストーリー（オルタナテ

ィヴ・ストーリー）への探求となるのです。

ここで、「生きられた経験」とは、その人らしさ、その人の「人となり」を示すことができるようなストーリーのことです。人が自分のことを語るときに、支配的なディスコースを前にすると、非常に薄っぺらな描写しかすることができません。たとえば、「だらしないから」とか「弱いから」というような、ありきたりの言葉で括《くく》られてしまう描写しか出てきません。ところが、その人らしさや「人となり」を示すことができる、表現豊かな、厚みのある描写が存在することを示すのはできます。

厚みのある描写とは、ものごとの判断を二分するような表現ではないものとも言えます。たとえば、「良い」「悪い」、「賢い」「愚かな」、「正直な」「不正直な」などのような表現に代表されるものです。このような表現の特徴としては、たとえ「良い」「賢い」「正直」という言葉を用いても、それが厚みのある描写とはならないことです。その描写にいたる「ストーリー」があって初めて、その描写が生きてくるのです。なぜならば、一見、よさそうな「良い」「賢い」「正直」という描写も、文脈によっては、「世間知らず」や「馬鹿正直」というような意味合いが生じてくるからです。「（あなたは、またはあの人は）いい人なんだけど」というフレーズは典型的なものでしょう。この言葉が、その人に、「癖もなく、害もないが、だからといって、それほど際立ったよさもない」と伝わってしまう可能性は十分にあります。このように、その背後にあるストーリーを相手と共有することなく「よかったですね」「いい人ですね」と声をかけると、それが、自分の意図とは異なった意味に解釈される可能性があるのです。

9．カウンセラーの課題は、クライアントに以前より満足を与え、感じ入らせるようなプロット

を構成できるよう援助することである

カウンセラーは、その人が自分自身についてを、別の視点、解釈、意味づけから語るように励ますことができます。これは、今までは語られることのなかった挿話を引き出すことです。そのような挿話の意味づけや関連する出来事を、そこからまた引き出し、別のプロットを太くしていくことができるというのです。

そこには、決して結果だけで判断されない、そこに辿り着くまでの過程、努力、意図などが含まれていきます。私たちの人生や「人となり」が、結果だけで判断される傾向は、現代社会でより強まっていると考えられます。最近の言葉では、「勝ち組」「負け組」というフレーズにこの傾向を見出すことができます。学歴、地位、受賞歴、高収入などは、人生において大切なものですが、人生の幸福さを保証するものではありません。私たちの人生において、より重要なことは、自分自身をどのようにみなすことができるのか、どのように語ることができるか、です。つまり、失敗、挫折、不運も、その人の人生の豊かさを物語っているのです。そして、そのストーリーを、自分がさまざまな問題や苦難を乗り越えてきた、または背負ってきた人であるという視点で語ることもできるのです。このような視点からの物語をオルタナティヴ・ストーリーということができます。

ここまでざっとですが、ナラティヴ・セラピーを理解する上での視点をいくつか見てきました。当然これだけでは、実際のカウンセリングにおいてどのようなことを示唆しているかが、十分見えてこないと思います。

ナラティヴ・セラピーを理解する上で、「何をするのか」という側面と、「なぜそのようにするのか」という側面の双方が必要となりますし、実践していくためには、「どのようにそれをするのか」という側面が重要になります。往々にして、「なぜそのようにするのか」と「どのようにそれをするのか」の説明が難しいのですが、「何をするのか」については、ある程度流れを説明することができます。

そこで、ナラティヴ・セラピーで「何をするのか」という側面に簡単に触れて、全体を把握してもらおうと思います。

ただ、心理療法や相談業務の性質上、いくら治療のステップや段階を示しても、このとおりにいくことはあまりありませんので、以下の説明は、説明のために単純化されていると理解しておいてください。これから説明するのは、ナラティヴ・セラピーの旅程ですが、このとおりに旅をする必要はないということです。ましてや、次のものをそのまま自分の臨床活動に対する評価への判断基準とすべきではありません。

ナラティヴ・セラピーの流れ

筆者がナラティヴを理解していく上で、まずしなければならなかったのは、乱立するように思われた、人それぞれの用語を自分なりに整理することでした。そして、そのような言葉がどの段階で利用できるかについても、整理する必要がありました。

その際に、次のような整理の仕方を試みました。この流れは、一度きりのものではなく、何度も繰り返されるものであると理解してください。

Ⅰ．相手の話の要点やサマリーを返すこと

2. 相手の感情や気持ちを確認すること
3. 問題の影響を描写していくこと（問題の外在化を導入していくこと／脱構築すること）
4. ユニークな結果や例外を見つけること（間を広げること）
5. その人の好みを確認していくこと
6. ユニークな説明を求めていくこと（行動の風景を描写していくこと／ストーリーを発展させていくこと）
7. ユニークな再描写を求めていくこと（意識、またはアイデンティティの風景を描写していくこと／「意味の質問」を使っていくこと）
8. ユニークな可能性について探索していくこと
9. オルタナティヴ・ストーリーを定着させていくこと

1. 相手の話の要点やサマリーを返すこと

相手がいろいろな話をしてくれますので、その話を要約したり、その要点を確認したりする必要があります。ナラティヴ・セラピーに固有のものではないため、カウンセリングの訓練などで、実習をしたことがある人が多いでしょう。

ナラティヴ・セラピストは、相手の立場を尊重したいため、次のような表現を使う傾向にあります。「私は、○○のように理解しましたが、何か私の理解に付け加えることはありますか？」「私は、あなたの話を△△のことであると受け取ったのですが、どのように思いますか？」「つまり、□□と理解してもよろしいでしょうか？」など、あくまでも、カウンセラーが断定するのではなく、相手の意見や考えを反映する余地を残していきます。

2. 相手の感情や気持ちを確認すること

「このことについてどのように感じたのでしょうか?」という質問が、この段階における代表的な質問になると思います。そして、相手が伝えてくれた感情や気持ちに対して、「○○のようなことがあったので、◇◇のように感じたのですね」と要約して返してあげることができるでしょう。

いずれにしても、このような段階は、相手との関係をつくる上で重要なものとなります。

3. 問題の影響を描写していくこと(問題の外在化を導入していくこと/脱構築すること)

この段階からナラティヴ・セラピーに固有の用語が使われるようになります。

相談業務をしていると、私たちの前に「問題」が提示されます。その問題が、人の人生や生活にさまざまな影響を投げかけています。その問題からの影響をしっかり理解していく過程がこの段階です。ナラティヴの用語で、「問題の影響のマッピング」と言われることもあります。マップとは、地図であり、チャートです。つまり、相談に来ている人に問題が作用している影響図のようなものを、描いていく過程であると理解してもよいでしょう。

この作業は、問題の外在化をしながら進めていきます。問題の外在化とは、「その人が問題である」としてしまわないために用いられる話し方です。カウンセラーの話し方全般に影響を及ぼすことになるので、「外在化する会話法」と呼ぶこともあります。

これは次のような考え方から来ています。

「問題」が問題として成立するためには、社会的な要因、文化的な要因、時代的な要因など、さまざまな要因が必要となります。私たち一個人が勝手に問題をつくり上げることができないということさえ意味しています。たとえば、学校のない時代に「不登校問題」はあり得ないですし、シャーマンや占い師が必要とされている社会では、統合失調症という疾患名が必要ないという可能性もあります。「発達障害」も、社会的な構造によっては、その「障害」が目立たないことだってあるのです。そのため、ナラティヴ・セラピーでは、問題の発生と維持をめぐって、その人個人を、全面的に責任を負うものとして、位置づけません。逆に、問題の被害者であり、問題が大きくなるのを抑えようとしてきた人であるとみなします。

この一大特徴を端的に示しているのは、次に示すマイケル・ホワイトの言葉でしょう。

問題の外在化に関連した実践の文脈においては、人も人間関係も問題ではない。むしろ、問題が問題となる。つまり、問題に対する人の関係が問題なのである。（White & Epston, 1991）

これを要約して「人が問題なのではなく、問題が問題なのである」と表現されることもあります。

問題を抱えている人を前にして、「その人が問題」であると見てしまうことは、往々にしてあります。その人のよさや可能性を引き出したいと思っても、その人の頑固さ、否認、あるいはその人の弱さや、優柔不断などが目立ってしまうからです。それでも、ナラティヴ・セラピストの姿勢として、「その人が頑固である」「その人が否認する」「その人が弱い」「その人が優柔不断である」という見方を受け入れることはしません。クライアントに対して、このような見方を取るということは、より可能性のない土壌に立つことを意味します。この時点で、すでに、「問題の解決が難しい」という見方を受け入れてしまっていることになるからです。このような見方の拒絶は、ナラティヴ・セラピーにおける重要な信念と言ってもいいでしょう。問題「人が問題なのではない」という視点を理解できれば、この問題の外在化というものも理解できます。問題の外在化とは、問題と人を切り離すということです。そして、そのような話し方をしていくことでもあります。

ここが「脱構築する段階」でもあるというのはどういうことか、について少し説明しましょう。この「問題」は、社会的に問題であるとみなされているため、「問題」でいることができるのです。そのような「問題の成立」について、この段階で見ていくこともできます。つまり、その問題の影響をしっかりと描写していくときに見えてくるのは、「この問題はどうしてそんな影響力を持っているのだろうか?」ということなのです。

この段階における代表的な質問には、次のようなものがあります。「あなたが関係をもっとよくしようとしていくとき、何がじゃまをしているのですか?」「このことは、あなたの人生にどのような影響を生じさせているのでしょうか?」「どのようにして、このような考え方に引き込まれていったのですか?」「どんな状況が、このような考えを支持しているのだと思いますか?」「この考えは、あなたに何をさせていくのですか?」「この問題を大きくしている考え、習慣、感情には、どのようなものがありますか?」「怒りは、二人の間にどのように入り込んでくるのですか?」

また、この段階は、「影響相対化質問法」の前半の段階、つまり、問題がその人に与えている影響を見ていくことでもあります。ここを十分に探索した後に、後半の段階に入っていきます。それは、その人が問題にどのように、どれぐらい影響を与えられているかについてです。

以後の段階では、いろいろな技法を用いているように見えますが、手を替え品を替えて、影響相対化質問法の後半の部分に取り組んでいるとみなすこともできます。

4. ユニークな結果や例外を見つけること（間を広げること）

「問題」がどれほど人の人生や生活に影響を及ぼしているかについて見ることができることによって、実は、問題が影響を及ぼしていない領域を見つけ出すこともできます。この段階では、そのような「例外」に焦点を当て、それが意味することを考えていくようにします。

代表的な質問としては、「その問題の言いなりになりそうになっても、実際にはそうならなかった場合のことを思い出せますか？」「そのような状況の中で、そんなことができていたのですね？ それはどうしてなのでしょうか？」などがあげられます。

このような挿話は、自然と出てくる場合もありますが、じっくり取り組んでいかないと出てこない場合もあります。そのため、これが出てくるように取り組むためには、「好奇心」と「粘り強さ」が必要となります（Monk *et al.*, 1997）。

「ユニークな結果」は、それほどの重要性を与えられずにおかれている場合もあります。そのため、「え、ちょっと待ってください。今、○○はできているとおっしゃいましたが、もう少し聞かせてもらえますか？」とか、「なぜ、今そのようなことができているのですか？」などといった、こちらの驚きを表現することによって、相手の注意を向けていくような話し方も大切でしょう。

フリードマンとコムは、この段階を「間を広げる」と表現しています（Freedman & Comb, 1996）。支配的なディスコースに囚われてしまった人には、ほかの余地を考慮していくための「隙間」がないのです。そのため、そのディスコースの支配を弱めて、ほかの考え方や価値観、見方を組み込むための「隙間」を作っていく過程が必要になります。

代表的な質問をもう少しあげるとすれば、「あなたの生活において、その問題があまり目立たない領域はどこでしょうか？」とか、「そのような状況の中で、今お聞きしたようなことができていたのですね。私がどうしてこんなに驚いているのか、わかりますか？」などになるでしょう。

5．その人の好みを確認していくこと

いくらユニークな結果や例外があろうとも、その人が本当にその方向性を望んでいるのかどうかを、相手に確認することは大変重要です。

> 問題から自由になった状態というのが望ましい人生であるかどうかは、クライアントが決めなければならない。これも、カウンセラーから見ればクライアントが問題から自由になる体験を求めるのは当然であるかもしれないが、クライアントはこのことを公然と表明するように奨励される。
>
> (Monk *et al.*, 1997)

たとえば、ある人がうつ状態に苦しんでいるので、どうにかしてほしいと訴えたとしましょう。そのときに、相談を受ける側は、何ができるかを模索することになります。うつ状態から抜けるための方法を提示し、相手に取り組むように提示します。しかし、その人が、それを行動に移す準備ができているかどうかは、しっかりと相手に確認していかないといけないでしょう。

それには、次のような質問の形式を取ります。

「このことは、あなたにとって有効であると、みなしてよいのでしょうか？　それは、どうしてでしょうか？」「この考えはあなたに合うのでしょうか？　それは、どうしてでしょうか？」などが、代表的なもの

です。

問題に苦しめられているのは、当然大変なことですが、そこから抜け出すために努力することも、同様に大変なことなのです。薬を服用し続けるという一見容易に見える行為さえ、薬の副作用を考慮し、薬への依存を心配しなければなりませんし、定期的に医師に状況を報告するのがつらいことだってあります。アルコール依存、喫煙、うつ、不登校、ひきこもり、摂食問題など、それぞれの問題に抵抗して、何らかの行動を起こしていくことが、どれほどつらい道のりを越えていくものであるかに思いを馳せるのは、対人援助職に就く者にとって、大切なことになります。

相手が、自分で自分の進む方向を明示すること、これは、「はい」とか「そうです」というような短い返事かもしれませんが、自分で声に出していうことに大変意味があるとみなしているのです。

6. ユニークな説明を求めていくこと（行動の風景を描写していくこと／ストーリーを発展させていくこと）

ユニークな説明と、次のユニークな再描写は、お互いに関係し合っていますので、分けて考えていくことは難しいでしょう。

ユニークな説明とは、ユニークな結果に対して行われるものです。たとえば、ほんの些細なことでも、問題の支配から見れば「例外」であり、「ユニークな結果」なのですが、それが、どうしてそのようにできるのかの説明となります。

たとえば、うつという状態に苦しんでいる人が、それでも仕事に行くことができると報告してくれることがあります。そのときに、どうして、うつによってそんなにきつい状態にさせられているのに、仕事に行けるのでしょうか、という説明を求めることになります。それも、「うつ病の人は、仕事だけは行くことができるときもある」という、うつ病の特徴であるかのように専門家の知識で語られることさえありますが、なぜ行けるのかに、その人なりの説明を求めていくのです。

ユニークな説明は、どのようなことをしていったかについて、つまりどのような行動を取ることができたかについて、多くの焦点が当たります。

特徴的な質問は、「どのようにしてこのステップを取ることができたんですか?」「どのようにしてこの困難な状況からうまく逃れることができたのか、もう少し教えていただけませんか?」「このことをするために、あなた自身はどのような準備をしましたか?」「何か計画があったのですか?」となります。

7. ユニークな再描写を求めていくこと(意識、またはアイデンティティの風景を描写していくこと／「意味の質問」を使っていくこと)

ユニークな再描写とは、ユニークな結果やユニークな説明にどのような意味づけを行っていくのかについて、検討していくことです。

先ほどの例を続けます。うつという状態に苦しんでいる人が仕事に行けるようなときにも、「仕事なので仕方がないです」とか、「お金のために働かないと」と話してくれることがありますが、そのような描写では、うつ病の人は、「仕事なら行けるものである」とか「お金のためになら働ける」というような側面しか提示してくれません。そのような目的のためとはいえ、たとえば、毎日、仕事に行く苦しさを乗り越えているという状態、そして、そのようなことができる人なのだ、という側面を描写していません。

このような側面の描写が多く引き出されることによって、その人に対する厚みのある描写を生み出すことができるのです。

代表的な質問の例を以下に示します。

（直接的な質問として）「このことは、あなたについて何を物語っていると思いますか？」「このことは、あなたの個人的な性格や特性について何を語っていると思いますか？」「この出来事から、あなたの人間関係について何か見えてくるものがありますか？」

（間接的な質問として）「これらの進展は、私が知っておくことが重要なことで、あなたがどのような方であると、私に物語っているのでしょうか？」「このことは、私が描いているあなたのイメージをどのように変えたと思いますか？」

（自分との関係の質問として）「あなた自身についてこのことを知っているのは、あなた自身に対する感じ方にどのような違いをもたらしますか？」「あなた自身の新しいイメージは、あなた自身を人として理解する上でどのような違いをもたらしますか？」

（ほかとの関係の質問として）「あなた自身に対する新しい理解は、あなたと冬美さんとの関係にどのような違いをもたらしますか？」「太郎くんについて、このことを知っているのは、あなたと太郎くんとのつながりにおいてどのような影響がありますか？」

（意味の質問として）「あなたのパートナーがこのことをしているというのは、あなたにとってどのような意味がありますか？」「この知識をあなたの人生に使っていくとき、どのようなところでもっとも大きな違いが見られると思いますか？」

「行為の風景」と「アイデンティティの風景」という、一対の用語があります。これは、マイケル・ホワイト（White, 1995）がジェローム・ブルーナー（Bruner, 1986）の論文を検討し、カウンセリングに応用したものです。

ブルーナーは、文芸理論家であるグレマスとコルテス（Griemas & Courtes, 1976）から大いに借用して、ストーリーは主にふたつの風景――「行為の風景」と「意識の風景」から構成されていると提案した。行為の風景とは、ストーリーの「題材」であり、プロットを構成する一連の出来事と基本的テーマである。意識の風景は、「その行為にかかわる人びとの知っていること、考えていること、感じていること、ないしは知らないこと、考えていないこと、感じていないこと」から成る（Bruner, 1986）。この風景は、ストーリーの主役たちの意識を取り上げており、行為の風景の出来事からのリフレクションから成るところが大きい。つまり、こうした出来事への彼らの意味付けや、こうした出来事を形作っている意図や目的についての彼らの推理、そしてこうした出来事に照らし合わせての、ほかの主役の性格やアイデンティティについての彼らの結論から大いに構成されているのである。（White, 2007）

「行為の風景」の呼称が変わることはありませんでしたが、「意識の風景」は、「意味の風景」と呼ばれたりすることもあり、やがて「アイデンティティの風景」（White, 2007）と呼ばれるようになりました。「風景」という言葉が入るので意味がつかみにくいのですが、物語とは、どのような行為や出来事があったのかという側面と、そのような行為や出来事にどのような意味、解釈があるのかという側面があるということです。

ナラティヴ・セラピーでは、人の人生を語り直していくときに、「何が起こったのか」に対して、「その出来事はどのような意味なのか」を見ていきます。その解釈において、支配的なディスコースに沿ったものではないものを組み込んでいくことになります。

そして、その意味づけに関係した「行為」や「出来事」を探索することによって、オルタナティヴ・ストーリーに厚みをつけていくことができるのです。

8．ユニークな可能性について探索していくこと

ストーリーは、そのプロットに沿って、私たちの将来を予測するようになります。問題の視点から語られてきた物語は、その問題が今後も継続するかのように語りかけてきます。

ユニークな結果、ユニークな説明、ユニークな再描写を繰り返し見ていくことによって、代わりとなる物語（オルタナティヴ・ストーリー）が出現してきます。その物語は、私たちにどのような将来の可能性を感じさせてくれるのでしょうか。

この主な質問は次のようなものになります。

（直接的な質問として）「あなた自身についてこのことを知っているのは、あなたが次のステップを取る上で、どのような違いを生むでしょうか？」「あなた方の関係におけるこの新しい理解は、その関係の将来にどのような違いを生じさせるでしょうか？」「計画の先をあまり急ぎすぎてはいけないという注意をしながらですが、いつ次のステップへの準備ができると思いますか？」

（間接的な質問として）「私が今あなたのことを知っていますが、私は近い将来あなたにどのような可能性

があると予想すると思いますか？」「あなたの描写に見られる新しい可能性について、あなたの夫は何を見出すと思いますか？」

9. オルタナティヴ・ストーリーを定着させていくこと

ここまでの段階で、ナラティヴ・セラピーは、相談に来た人自身が最初は気にもとめなかったような事柄に興味と好奇心を示し、その事柄の意味を探索していきます。そして、その事柄がその人の人生や生活におけるほかの領域と関係していないかを検討し、その事柄が「些細なこと」や「偶然の産物」ではない可能性を探っていきます。このようにして、その人がどのような人であるかということを語る物語をめぐって、「問題の染み込んだ物語」の中では省かれていた挿話を見つけていくのです。

ナラティヴ・セラピストの気持ちとしては、産声を上げたばかりのひな鳥を丁寧に育てていくようなものでしょう。

しかし、新しく出現している物語は、まだ不安定で、ともすれば、以前の問題の染み込んでいる物語に吸収されてしまいます。そのため、その新しい物語が、広がり、定着していくことを狙っていきます。

新しく、好ましい物語が出現し始めたので、セラピストは、人がそれを「手放さない」ように、あるいはそれとのつながりを維持するように支援するための方法を見つけることに興味を示すのです。出現してきているオルタナティヴ・ストーリーとのつながりを維持していくことは、多くの人たちにとってチャレンジでもあります。

(Morgan, 2000, p.74)

アリス・モーガン（Morgan, 2000）は、『ナラティヴ・セラピーって何？』という本の中で、ナラティヴ・セラピーを大きくふたつの段階に分けて説明しています。前半の「ナラティヴ・セラピーって何？」は、筆者の説明の1～8に相当するとみてよいでしょう。そして、後半の「オルタナティヴ・ストーリーに厚みをもたせる」で、多くの技法について説明していきます。それは、「リ・メンバリングする会話」「治療的文書の活用」「治療的手紙の活用」「儀式と祝典」「会話を拡げる」「アウトサイダー・ウィットネスグループと定義的祝祭」です。

また、デイヴィッド・エプストンの「関心を分かち合うコミュニティ」（Epston, Freeman, & Lobovits, 1997）、「アンチ拒食症リーグ」（Maisel, Epston, & Borden, 2004）などもこの後半の段階に含めてもよいと考えます。トム・アンデルセンの「リフレクティング・チーム」（Andersen, 1991; Andersen, 1992）については、ナラティヴ・セラピーでは、定義的祝祭として扱われることもあるようです。これについては、マイケル・ホワイト自身が「定義的祝祭としてのリフレクティング・チームワーク」（White, 1995）で考察を述べています。

ナラティヴ・セラピストと呼ばれる人たちは、アリス・モーガンの説明における前半の部分においては、ある程度共通性を維持しながら活動していると感じていますが、この後半の部分においては、相当個人差が出てくるのではないかと思います。

筆者としては、それぞれ「それが何であるのか」「なぜそうするのか」については説明できるものもあるのですが、「どうやってそれをするのか」について十分実践できていない領域もここに含まれています。そして、説明のボリュームとしては、それぞれの項目が一章、または一冊の本に相当します。

すべて自分の技法として説明することはできませんので、治療的な文書、関心を分かち合うコミュニティについてのみ、後の章で考察していきます。

　この領域がナラティヴ・セラピーの方法論としての豊かさを物語っている部分ですので、前半の部分を理解されたら、ぜひこちらの領域を扱っている文献を紐解いてみてください。

　もちろん実際には、ここにあげた説明のようにカウンセリングがうまく流れてくれるわけではありません。行きつ戻りつ、あっちに飛び、こっちに飛びという感じです。ひとつのイメージとして考えておいてください。

　さて、このような流れを持つナラティヴ・セラピーですが、いくつかの主要な概念についてはより深く理解していく必要があります。多くの中から「言葉と物語」「ディスコース」「エイジェンシー」を次の章で取り上げて検討します。

第3章

言葉と物語、そして ディスコースと エイジェンシーとは

言葉と物語の役割

この章では、言葉と物語の役割について検討していき、その後、ディスコースとは何かを説明していきます。さらに、エイジェンシーについて考察を加えます。まずここでは、理論的な話ではなく、たとえや事例を示しながら言葉や物語の役割について考えていきたいと思います。

言葉の意味と文脈

言葉は非常にやっかいなものです。特に日本の社会においては、本音と建て前という考え方があり、本当の話なのか嘘の話なのか、日本人同士でもわからなくなるときがあります。

英語圏で出版された本の中に、日本人とのやりとりについて、次のようなものを読んだことがあります。日本文化には「イエス」という言葉しかない、言葉としては「ノー」というのが存在するのだが、私たちが「ノー」という言葉を聞くことはほとんどない。日本人は、その「イエス」という言葉の使い方で「イエス」と「ノー」を言い分けている。そのため、日本人が「イエス」というのを、すぐ文字どおりに解釈してはいけないのだ、という主旨のものでした。

このようなことは、程度こそ違いますが、英語圏でも十分に見出すことができます。そしてこれが、人間という種《しゅ》がほかの動物と大きく違うことを物語っています。ほかの動物もコミュニケーションのための手段を持ち合わせていますが、その意味するところは、基本的に変わりません。鳥の求愛ダンスも、常にその意味で利用されている可能性が非常に大きいのです。人間関係においては、相手が使った言葉がどのような意味を持つのか判断がつかずに、動揺してしまったり、関係が悪くなったりすることは、誰でも経験するものではないでしょうか。

私たちが使う言葉が意味するところは、それが使われる文脈によって大きな影響を受けます。たとえば、メディアなどで、特定の発言がクローズアップされ、多くの人を巻き込んでいくことがあります。そのとき、最初にその発言をした人は、ある特定の文脈でその言葉を用いたはずですが、その言葉だけが切り取られ、別の場所（別の文脈）で解釈されてしまいます。そのため、発言した人の意図とはかけ離れて理解されてしまうことがあるのです。逆に言えば、ある意図を持って、その言葉の文脈をすり替えることさえ可能なのです。ある文脈の言葉を切り取り、同じ言葉でありながら、別の意味を含ませることができます。このような行為は、政治的に利用される場合、プロパガンダとみなされるでしょう。しかし、日常的な場面において、いくらでも起こり得るのです。うまい話し手であれば、文脈を意識し、ほかの文脈ではどのように受け取られるであろうかという気づきの元に発言することも可能でしょう。あまりにも狭く、特定の文脈でしか話し手が意図した意味とならない表現は、公の場で物議を引き起こすものです。

また、私たちは人の話を、自分自身にできあがっている文脈で聞いていることがあります。たとえば、書物を読んだり、テレビのドキュメンタリーを見た後では、その情報に優先的に関連づけて人の話を理解してしまうのはよくあります。これを単に学習と呼ばないのは、人の話を自分自身の中に積み上がっている知識を統合して理解するというよりは、そのときに考えていたことや、直前に受け取った知識に影響されているからです。たとえば、うつ病の講義を受けた後は、うつ病として人を理解しがちになりますし、発達障害の講義を受けた後は、発達障害として人を理解するようになってしまうわけです。どのように人の話を理解するかは、私たち自身の中にある、そのときの文脈に依存しているのです。

カウンセリングで人の話を聞いていて、自分の理解する文脈では「違和感のある表現」に遭遇することがあります。どんな意味でそのことを言っているのかわかりかねるのです。それは、自分の中にある文脈の偏りだけが原因とは思えないときがあります。そのときに、「どんな意味なのかもう少し詳しく教えてもらえませんか？」と問いかけると、その言葉の背後に控えている多くのストーリーが展開されます。そのストーリーがもたらしてくれる文脈に照らし合わせて、その言葉の意味が理解でき、「ああ、〇〇とはそういうことだったのですね」と了解できるのです。それは、相手が、いろいろな人に話をしても伝わらなかったのに、やっと自分の話をわかってくれる人に出会えたという感覚を持てる機会であるかもしれません。

私たちはこのような言葉のやりとりを日常的にしているのですが、実は、相手のことを常に誤解し続けているのではないかと指摘したのは、ソルーション・フォーカスド・アプローチの理論的な側面に貢献したスティーヴ・ディ・シェイザー（de Shazer, 1993）でした。相手と自分の言葉の文脈が微妙に異なる以上、その場で使われる言葉の意味は違っている可能性が常に伴います。この点を理解する必要があります。たとえば、相手が「うつ」と語るとき、どんな症状で「うつ」と言っているのかすぐには判断できません。また、私たちが何か言葉かけをするとき、意図した意味が、その言葉でそのまま伝わる保証はないのです。

ナラティヴ・セラピーは、「思い込み」「当たり前」というようなことにこそ注意を向けるように、私たちに警告します。ですから、「うつ」という言葉が発せられたとき、その意味を確認することなく前に進んではいけないのです。このような視点に立つとき、相手の文脈を理解することなく、相手が「どのような意味で」その言葉を述べているのかについて理解する前に、相手の言葉に安易に反応してはいけないという気づきにつながります。

相手を位置づける言葉

　また、ナラティヴ・セラピーにおける言葉の重要な役割のひとつに、「私たちの発語が相手を位置づけてしまう」という理解があります。私たちの言葉の選択が、相手を無力で、援助を必要としている「クライアント」として位置づけるのか、あるいは今までの困難さを耐えて来た人であると位置づけるのか、を決定することになるのです。

　スティーブン・マディガン（Madigan, 2010）によるナラティヴ・セラピーのビデオを見たところ、どのような相談をしに来たのですか、と尋ねるのではなく、「初めにききたいのですが……私のような者に今、この時期に会いに来たというのは、どういうことなのでしょうか？」と尋ね、最初に、相談に来た人が自分自身をどのように位置づけるかの選択肢を与える機会を提供していました。つまり、自分を「クライアント」として位置づけるのか、あるいは別の立場から話をしていきたいのかについては、相手の選択に任せるということです。

　筆者は東日本大震災で緊急支援カウンセラーとして、宮城県で三カ月間ほど勤務したことがあります。このとき、人びとは自分に起こったことや、経験したこと、思ったこと、感じたこと、考えたことなど、本当にいろいろと語ってみたいという気持ちがあったのだと感じました。しかし、それは、「クライアント」や「トラウマ体験をした人」としてではなく、たとえば「人類として稀な体験をした人」として話したいということでした。ですから、対人援助職に就いている人が「助けてあげましょうか？」「相談事はありますか？」などという言葉から入ってしまうと、相手をある立場に位置づけ、それによってある領域の話を聞き損ねてしまう可能性が大きくなってしまいます。最悪の場合、私たちが伝える言葉によってもたらされた「位置づけ」が、相手を傷つけてしまったり、黙らせてしまったりする可能性があることも、気づいておくべきでしょう。

人を位置づけることに関して、別の例をあげてみましょう。筆者の友人が三〇代になってから、大学院で臨床心理学を勉強することになりました。それまでに一〇年間にわたって、スクール・カウンセラーなどの実務経験がある人です。また、別の領域の大学院も卒業しています。受験の際には、大学を卒業してすぐの若い人にも遜色《そんしょく》のない成績で、大学院に合格しました。入学後、その学科の教授との最初の出会いで、「よく来たね。君には、カウンセリングはできないだろうから、一からたたき直してあげよう」という言葉をかけられました。この言葉は、この友人の一〇年間の経験を意味のないものと位置づけ、初心の大卒者と一緒に、最初から勉強しなければならない者としてしまったのです。このように位置づけられると、人は何も語ることができない、または自分の発言には価値がないと感じるようになります。今までの実務経験から、いろいろな意見や考えが生まれますし、そこに、有益なものが含まれている可能性は十分あるのに、です。

これは、スクール・カウンセラーをしているときにも観察できます。保護者や教員から、子どもにどのように接したらいいのかについて、コンサルテーションを受けるときがあります。また、子ども自身からも、保護者や教員の対応をどう感じたかを話してくれることもあります。

このような経験を通して感じるのは、ある対応が望ましい、または許容できるものであると、子どもたちに受け取られるかどうかの判断は、その出会いのかなり早い段階で決まってしまうのではないか、ということです。

たとえば、制服が乱れている中学生が学校に登校して来るとしましょう。そのような生徒が登校するときには、ほぼ毎日のように、同じような光景が繰り返されます。教員が「その服装はなんだ。シャツをズボンの中に入れなさいと言ったでしょう」と、第一声を発し、その生徒は、「うるせぇんだよ」と答えるのです。

このやりとりの中では、教員からの言葉かけの中に、すでに生徒の反発を誘発する要素が含まれています。

このことを、ナラティヴ・セラピーでは、「位置づけへの要請」（Monk *et al.*, 1997）と言います。私たちの用いる言葉は、相手をある特定の場所に位置づけるのです。この位置づけとは、社会的な位置づけでもあるでしょうし、特定の立場であったりもします。その位置づけに私たちが置かれるということは、特定の話し方、特定の言葉遣い、特定の話題などが、すでにある程度決められてしまうのです。つまり、その位置づけに置かれた人は「そのように言わされている」という感覚を抱く可能性が強くなります。そこでは、思ったように自由に発言することは許されないのです。

一方、服装に対する指導をしている教員も、その役割を果たすという立場に置かれていることを忘れてはならないでしょう。生徒に対して強い指導的立場をとるとき、多くの人が「自分は好きで、こんなことを言っているんじゃない」という思いを強くしていることからも、うかがい知ることができます。教員は「そのように話す」ものなのだという一般的な解釈が、その位置づけに含まれているのです。しかし実際に口から出される言葉は、私たちが意図しなくても、相手に大きな影響をもたらすことになります。

生徒指導の話に戻りますが、このような指摘をすると、教員として服装を正すための指導をしないでいいのか、という反発を招くかもしれません。筆者が言いたいのは、第一声で「指導モード」から入る必要性への疑問です。最初から、相手を「反発」、または「沈黙」という位置づけに置いてしまっては、必要なやりとりができなくなるという懸念です。たとえば、「おはよう」「今日は、定刻にきたね」「朝食は何か食べた？」などという方向から入っていく可能性はないだろうか、ということです。

このような場合、最終的には指導しなければいけないので結局はその生徒が反発することになる、という理解があるとすれば、次のように反論していきたいと思います。私たちが最初の声かけの段階で、わずかでもやりとりを成立させることによって、子どもとの関係性をつくり上げることができること、やりとりからもたらされる情報（子どもの様子、家族の様子、友人関係など）は生徒とのかかわりや理解において貴重なものであること、教員が第一声から決まったモードで対応してこないことを生徒が理解できれば、身構えて校門をくぐることはない、などの可能性があるわけです。

ところが、このようなやりとりへの可能性を「教育というディスコース」が教員から奪ってしまっているのでしょう。この「ディスコース」については、次項で詳しく述べます。ここでは、「教育」にまつわる「常識」「当然とする考え方」のことを指すと理解してください。このような事柄がしっかりと根づいてしまっている中で、最初の一言を変えることが大変難しいことも、経験上理解しているつもりです。実際のやりとりを見せてくれる、モデルとなれる教員の存在が望まれるところです。

行動面や理解様式にも影響を及ぼす言葉

次に重要な点は、言葉が、社会や私たちの行動、理解に影響を与えるということです。

たとえば、「うつ」という言葉がなければ、「自分はうつっぽいんです」と語ることはないでしょうし、「うつ病」の統計が取られることはありません。そして「自分はうつっぽい」というプロットに沿って、自分の過去の出来事や思いが語られます。この語られた内容は、往々にして理路整然としているため、その話そのものがその人をいかにも「うつである」と、私たちに訴えかけてきます。

時に、例外的な部分を知りたくて、そのプロットに沿っていないところに焦点を当てると、語っている本人が自分の「うつっぽい」部分に一致していない話をしている矛盾に気づき、カウンセラーである筆者に謝ってきたりすることもあります。「すいません。話が矛盾していますね」と。つまり、その人は、「うつっぽい」物語に沿って、話を進めようとしているのです。自分がいかに「うつ」という状況に困っているかを、筆者に訴えたいのです。ここに「うつっぽい」状態に向かっての推進力を感じることができます。「うつ」という言葉がなければ、ほかの言葉でこのようなことを伝えていくので、ほかの言葉で同じことが起きると思われるかもしれません。興味深いのは、別の言葉を用いた場合、その傾向はある程度の共通事項として理解できるかもしれませんが、その意味する領域が異なってくる、という点です。

たとえば、「気分がすぐれない」「落ち込んでいる」という言葉で代用したとしましょう。この場合、明確に異なるのは、この言葉に含まれる「一時的な現象」としての側面を私たちが共有できることです。そして、これらの言葉は、医療的な診断とは切り離された領域にあります。つまり、治る治らないという「うつ病」になった人が気にするであろう側面を、切り離すことが可能になるかもしれないからです。このように、言葉の選択自体に、何からの変化をもたらす可能性があるのです。

最近よく聞くようになった「小児うつ病」という言葉があります。この言葉から皆さんが連想することを考えてみてください。「最近の子どもは心が病んでいる」「家族はどうなっているのだろうか」「いったいどういうことなんだ」「どうやって対応したらいいのだろうか」など、人それぞれの言葉が出てくると思います。また、それは、立場によっても異なるでしょう。つまり、保護者、医師、教師などの立場の違いによって、関連づけたり、原因として考えたりすることに違いが出てくる可能性があります。ここで、社会構成主義者的な立場から見て重要なことは、この言葉によって何かが隠されてしまう点です。つまり、治療的な観点から見れば、治療対象が「小児うつ病」の症状を見せている子どもとなりますし、家族的な要因まで視野を広げる人であれば、家族が含まれます。前者であれば、抗うつ剤の使用やカウンセリングの適用を考えるでしょう。後者であれば、家族療法的な対応をしてくれればよいのですが、多くの場合、育児に対する指導助言に終わってしまいます。また、そのような知識のない人であれば、「甘え」であると決めつけてしまう可能性もあります。

ここで何が隠されてしまうのかと言いますと、子どもという存在が、どれだけ環境的な要因に左右されるかという視点が、この疾患の名称に組み込まれていないことです。さらに言えば、子どもの発達面の状況を考慮していくことも隠されてしまう可能性があります。学校現場に入ってみて理解できることですが、社会生活を得意とする子どももいれば、大勢の中で生活することを大変な思いでこなしている子どももいます。「小児うつ病」という名称は、子どもが自分の生活している環境において、どれだけ気軽に、のびのびと感じられるかという点に、しっかり取り組む必要性があるのを、隠してしまう危険性をはらんでいるのです。

このような話から、診断名が持つ特徴的な傾向について気づくことができます。広範囲にわたって、診断名称は、その人の中に由来するものとして命名されています。「適応障害」などはその典型でしょう。この名称は、その場所における個人の能力、資質などに焦点を当てているような理解を私たちにもたらしますが、その環境が適応するに値《あたい》する場所かどうかについても、当然見ていく必要があるのです。

たとえば、「火星に移住できるようになりましたが、その環境が厳しいために、ほとんどの移民者が『適応障害』を起こしました」という表現は適切かどうかは、火星を人類にとって住むに適した環境としてどれほど整えることができるかにかかっています。では次のような表現を考えてみましょう。「火星は、人類が住むには厳しすぎる環境です」。この場合、うまく定住することができなかった人を前にして、その人の能力や資質を疑うような姿勢を私たちにもたらすことはないでしょう。

たとえとして、現時点ではありそうにない「火星」の話を出しましたが、今の学校や職場が、昔とはどのように違ってきているのかを考えてほしいと思います。職場は今ほど、成績主義、能力主義、ノルマなどで縛られていたのでしょうか？　また、どこかに雇われなくても、自分で生業を続ける余地が社会にあったのではないでしょうか？　若い人は嫌なことがあるとすぐに会社を辞めてしまうと嘆く声が聞こえてきますが、今、自分自身がその職場で新米の状態から勤務を始めるとしたら、本当によい環境であると思えるか、を考えてみるべきではないでしょうか。

「うつ病」に対して第一に選択される治療方法は、投薬治療が中心となります。これが意味するところは、その人の気分が改善すればいいという理解です。またこれからは、認知行動療法の効果が、科学的に証明されているというふれこみで広がってくるでしょう。この治療は、うつ病に陥っている人の思考ロジックに焦点を当てていくものです。このようなことから、こちらも、その人自身が病に陥っており、治療対象はこの人自身となってしまいます。

私たちは、環境的な要因によって大きく作用されます。人に裏切られたり、社会的な地位を失ったり、自分の存在を否定されたりすると、「うつ的な症状」を示すことは当然あります。そのようなときに、「うつ的な症状」を出してしまった責任を個人が受け取り、そこから抜け出す責任もその個人が負わなければいけないというのは、大変につらい立場であると言えるでしょう。

ここでは、投薬治療や認知行動療法の有効さをめぐっての優劣を論じているのではありません。私自身も、このような治療が有効であったという事例を知っています。指摘したいのは、特定の治療方針をとる対人援助職に就く人たちに、言葉の使い方次第で、ある領域が隠されてしまうことに関する気づきをもたらしたい、ということです。

真実をつくり上げることができる物語

物語や言葉がいかに真実を私たちに訴えていくかについて考えてみます。

時として、人と人の間に入り、仲裁的な役割を果たさなければならない場合があります。双方から話を聞いていくわけですが、一方からの話では、相手がいかに酷い存在か、または悪意のある存在であるかを丹念に説明することによって、相手の非が確信的なものとなります。その物語が、ほかの解釈の入り込む余地がないほど緻密に展開されているからです。そして、その物語によってもたらされた「確信」を持って、他方に対面するとき、さまざまな問題が生じることになります。

ひとつは、その「確信」があまりにも明快であるように見えるため、他方の話を聞く余地が残っていないことです。この場合には、後々にそのツケを払うことになりかねません。筆者の経験でいえば、ある雇用者がひとりの人物からの苦情だけで、ある被雇用者を判断し、解雇したことがありました。解雇された人は、そのことに憤慨して訴訟を起こし、その雇用者が負けるという事態にまで発展しました。その被雇用者について雇用者に苦情を申し立てた人に、後々話を聞きましたが、決して解雇してほしいとまで思っていたわけではありませんでした。

このように起承転結の整った物語は、私たちに明快な判断をすることができるという錯覚を容易に生み出します。自分自身を振り返っても、人間という存在は、そのときの場面、気分、立場、直前に体験した事柄によって、大きな影響を受け、時によって気持ちも考えも変動するものなのです。話が確信的であったとしても、それは一時的な感情や考えからのものであるかもしれません。つまり、自分たちにもたらされている解釈に対して、懐疑的な姿勢を持つ必要があるのではないでしょうか。

仲裁的な役割の例に戻りますが、一方からの相手に関する物語をとりあえず脇に置いて、他方からの話を聞く余地を残したとしましょう。そのとき初めて、一方からの物語では語られていなかった挿話に気づくことになります。そして、ここでも私たちには罠が待ち構えていて、後者の話は、前者が語った物語の確信性が強ければ強いほど、前者が「故意に」そのような物語をでっち上げた存在として、私たちに語りかけることもできるのです。言い方を変えれば、後者の「ストーリー」に真実味がある、と響くということです。

私たちが、前者の話に感情的に引き込まれ、同情心と哀れみを増加させているような場合には、後者の話がもたらす前者に対する理解の変化によって、それが、怒りに変わったりすることもあります。つまり、「あれだけ心配してやったのに、本当のことを話してくれなかった」という憤慨が生じる可能性です。

社会構成主義的な立場から述べれば、物語が事実をつくり出す力を持っている、ということになります。そしてその事実は「真理」という絶対的なものであるという確信を、私たちに伝えることもできます。しかし、物語からもたらされた「事実」は、実は多くの見方のひとつにすぎないというのが、この立場からの主張です。そのため、仲裁的な仕事についている場合には、一方から語られた物語が伝えようとしていることは何かという視点と同時に、この物語が隠してしまっているものは何かということも考えておく必要があるのです。

ここで、話がうまい人の話、地位が高い人の話、学歴が高い人の話に優先順位が与えられるのだということも、社会構成主義からの指摘のひとつです。私たちは人の話を判断するときに、「本当はどのようなことであったのか」と聞くつもりでも、「誰が話しているのか」で、そのストーリーの信憑性を判断してしまいがちです。これが、フーコーが知と権力を一緒に括ったことに対する、筆者の理解です（Foucault, 1972）。

科学の分野でさえ、ある仮説に基づいて、実験していきます。ある実践の信頼性と妥当性を検証し、その実験結果に統計的な有意差があるかどうかによって、その仮説を証明していくことになります。この手順を踏まえた結果に対しては、「科学的に証明」されたというステータスが与えられます。社会構成主義の主張では、この「科学的に証明」された知識も、ひとつのストーリーにしかすぎません。なぜなら、歴史を見ていけば、ある時代における「真理」とみなされる知は、時代や考え方が変われば、いとも簡単に覆されることが多々あるからです。

科学そのものにその疑問を投げかけることさえあります（McNamee & Gergen, 1992）。たとえば、トランジスタは、科学的な積み上げによって出現したのではなく、いろいろな実験の試行錯誤から生まれたものです。その原理や働きを説明する理論は、後からつくられたものであるということを、私たちは忘れてしまいます。発明家の伝記などを読んでいくと、多くの場合、発明は「失敗のたまもの」であると書いてあります。おそらく、エンジニアの領域では、理論的な積み上げで、物ができると信じている人はいないでしょう。科学が証明したことと、実際の働きをするかどうかは別の問題なのです。

ましてや、これだけ研究してもよくわからない「人という存在」に対して、ある特定の見方が「真理」「真実」とはなり得ないのです。すべては私たちにひとつの理解をもたらしてくれるストーリーにすぎないというのが、社会構成主義の主張となります。

まとめ

私たちがある程度自分の力で物語をつくり上げることができる可能性を残してはいますが、非常に大きな範囲で、私たち自身の物語は社会に存在する物語によって左右されていきます。物語ですから、ありとあらゆる展開の可能性が残されているにもかかわらず、ある文化、時代、地域にのさばって、多大な影響力を発揮します。これを「支配的な物語」と呼びます。それはたとえば、男性像、女性像、結婚、子ども、冠婚葬祭など、ある一定のことをするように私たちに伝えてくるので、それに従わないことには、たいへんな勇気と気力が必要となります。また自分の努力にもかかわらず、その基準まで達することができない場合には、そのことを自分の深刻な能力不足とみなすための判断材料に使うようにもなります。

このような「支配的な物語」は、私たちにそれ以外には選択肢がないように迫ってきますが、文化、時代、地域を越えて見つめれば、その物語の信憑性はかなり疑わしくなるでしょう。筆者の友人で、夫婦別姓にする選択をした女性が何人かいますが、家族や親族から同意を得ることができずに、大変苦労したと話してくれました。これが文化を跨《また》がるとどうなるのか見てみましょう。インドの西ベンガル地方で活動している組織と二〇年ほどつきあいがあり、子どもを学校に送る活動を手伝っています。子どものプロフィールが私の手元に送られてくるのですが、そこには両親の名前が記載されています。その両親の名字が一致していることのほうが少ないのです。インドでは、夫婦別姓が物議の対象になること自体、想像もできないことなのかもしれません。念のために述べておきますが、このことによって、インドと日本の文化の優劣についてほのめかしているのではありません。文化、時代、地域が変われば、非常に優越性を持っている考え方も、別の視点からはその絶対性や信憑性が揺さぶられることがあるという点を伝えたかったのです。

こうした例はいくらでもあげることができます。たとえば、今では女性がズボンを普通にはくようになっていますが、その歴史的変遷の中には、北米において権利獲得のための闘争が含まれていたということに気づいておくべきでしょう。そして、その闘争をめぐる意味づけは、日本と北米では異なっていたという可能性も十分あります。最近では、茶髪への一般的な姿勢に変化を感じています。筆者の知り合いに退職した中学校校長がいるのですが、二〇年ほど前にしきりに茶髪について不満を述べていたのを思い出します。筆者は今、ニュージーランドに住んでいますが、世界中で、生徒の髪の毛の色を単一に統一できるのが可能な国のほうが少ないことを実感します。髪質も多くの子どもたちがストレートではありませんから、パーマのコントロールもできません。日本では「生徒の髪の毛の色が変わると学校が荒れる」という因果関係を熱心に説く「支配的な物語」が今でも存在しているのですが、日本文化を越えて見渡してみれば、同意されることは少ないでしょう。

その社会に存在する言葉や物語が私たちの理解を形作っていますが、その理解が「真理」や「真実」ということにはならないのです。相談に来る人たちが語るストーリーを、相手を尊重しながら耳を澄まして聞くのは、このストーリーが「真実」とみなされてしまったためにもたらされている弊害に気づくということであり、何を隠してしまっているのかへの探求心を持つということです。

この一連の説明について、「ディスコース」という視点と組み合わせて理解することは重要になります。

ディスコース

さて、ディスコースとは何を意味するのでしょうか。Discourseの訳語として、「言説」という言葉が用いられることが多いのですが、この本ではあえてこの訳語を使っていません。なぜなら、「言説」という言葉がこれまでにさまざまな文脈で用いられているため、そちらの意味との距離をある程度取りたいということと、そのためには、新しい概念としての「ディスコース」を理解してもらったほうがいいと思うからです。

ここでは、ディスコースを理論的に説明するよりも、いろいろな比喩を用いながら説明していきたいと思います。ディスコースという言葉は使えるようになるとたいへん便利な言葉で、いろいろなものの理解に役立ちますが、理論的な理解から入ると、よくわからないという感覚がいつまでもつきまといます。

血液型にまつわるディスコース

ご存じの方も多いと思いますが、血液型によって性格が判断できるということは、日本以外の国ではあまり信じられていません。血液型が性格を決める要因であるとみなすのが「本当」であれば、ほかの人たちが間違っていることになります。この真偽は、どうなっているのでしょうか？　このようなときに、社会構成主義者的な解釈は、どこにも「真実」はないとします。ただ、そのときの社会に存在する一連の意味づけ、表象、イメージ、ストーリー、声明文などが、私たちにある特定の理解をするようにもたらすのです。血液型について、たいへん多くのストーリーが語られており、それを説明するためのテキストも相当量存在します。また、社会的に「人の性格を血液型で判断すること」が許容されているので、非科学的なことを話す人と見下されることもありません。そのような理解が当然とされているのです。筆者は、あまり信じないようにはしていますが、時に、あまりにも見事な実例だと思わされる場面に遭遇すると、なるほどと思ってしまうことがあります。

このとき、これは日本における「血液型にまつわるディスコース」なのだという表現をすることができます。このディスコースは、あたかもそれが真実であるかのように、私たちに迫ってきます。時には、友人関係やカップルの人間関係の行く先まで予言します。そして、実際にうまくいかなかったときなど、それを主たる原因とみなすこともできます。あるクライアントが、友人関係がうまくいかない理由を、「私はB型の人とは絶対に合わないから」と力説してくれたことは、今でも鮮明な記憶として残っています。このクライアントは、さまざまな要因の中からこのディスコースを取り上げ、自分を取り巻いている現象を理解するために利用していたのです。

パーソナリティとディスコース

このようにディスコースによって理解がもたらされるという立場を取ることによって、私たちの理解の仕方や考え方が、ある文化の、ある地域の、ある時代の産物であるとみなすことができます。ここに、発想の逆転もあります。私たちがどのようにものごとを理解し、どのような考え方をしていくかは、その人の「パーソナリティ」、つまりは私たちがどのような人物であるかによる、というのが従来の考え方でした。それは、パーソナリティがその人に固有で、それは変わることなく、ある程度統一のとれたものであり、そのパーソナリティに見合った行動がなされるものだ、という発想です。社会構成主義はこのことを否定していきます。

身近な例でもこれは理解できると思います。たとえば、人は会社にいるときと、自宅にいるとき、友人といるとき、両親といるとき、パートナーといるとき、その振る舞いや行動が統一されているわけではありません。

学校現場でよく遭遇する現象として、次のような状況があります。ある母親が担任の先生に相談に行きます。それは、自宅で自分の子どもがいかに手に負えないものであるかということを訴え、何かよいアドバイスはないか聞きたいためです。しかし、学校での様子がそのまま家でも同じであろうとしか考えられない教員は、母親の訴えをただの「心配性」としていとも簡単に退《しりぞ》けてしまうのです。「学校では何の問題もありませんよ」と。

また、立場がまったく逆になった、同様の現象も見ることができます。これは、幼稚園や保育園、または小学校などでよく見かけるのですが、担任の先生には、ある子どもがあまりにも手に負えないと感じられるので、その子どもの保護者に訴えることになります。すると保護者は、「家では全然問題がないです」と返し、「先生のかかわり方に問題があるのではないか」と示唆することさえあります。両方とも、行動や性格などはその人に固有のものであり、恒常的なものであるという思い込みからきたものでしょう。

カウンセリングでは、「あの子はあまりしゃべりませんから」と申し送られた子どもと話をしてみると、最終的には雄弁に話をしてくれるようになった例を、いくらでもあげることができます。このときに、従来の「パーソナリティ」の理解を避けるということは、保護者や先生には話さないが、自分には話してくれたので、周りのかかわり方がよくないのだというような、安易な判断も避けられます。一対一のセッティング、落ち着いて話せる環境、カウンセラーが話を聞く役であるのを相手が理解しているということ、会話の出しをこちらが示すことができるなどが作用しているだけなのかもしれません。それを、私たちのパーソナリティがそうさせているのだという幻想に迷い込んでしまうことも、同じく避けることができるでしょう。

行動とディスコース

ディスコースが、ものごとの理解の仕方や考え方に影響を及ぼしているという側面を見てきましたが、もう一歩踏み込んで、私たちの行動にさえも影響を及ぼしているとみなしていきます。社会にある特定の考え方（ディスコース）が存在するとき、私たちがそのディスコースに反して行動することは難しくなります。ディスコースの中にも、少数派的な存在感しか示さないものもありますが、圧倒的な存在感を示すものがあります。この、世の中に強力にはびこっている存在であるディスコースを「支配的なディスコース」と呼びます。このような存在感のあるディスコースが言わんとしていることに反して行動することは、私たちはたいへん難しく感じられます。

たとえば、現代社会における「教育の支配的なディスコース」は、親の行動に相当な影響を及ぼしていると考えることができます。これは、幼児期から児童期にかけての期間を、さまざまな体験や遊びなどを通じて、社会性を身につけていく大切な時期とみなす、というディスコースの存在をないがしろにしてしまいます。そのため、知識の記憶と問題の解き方という側面だけを強調し、膨大な時間をそれに費やす教育がはびこることになります。本来「教育」という言葉が持っていたであろう豊かな側面を消し去ってしまうのです。「教育の支配的なディスコース」は、金銭的な判断にも影響を及ぼします。家計に占める教育費の割合は、このディスコースの影響をまともに受けている人ほど、膨大な額になるでしょう。いくらしてやってもきりがないことなのです。あるとき、小学生を持つ母親から「がんばっている子どもを、もっとがんばらせるには、どうしたらいいのでしょうか?」と真剣な相談を受けたときには、この教育にまつわる考え方は、人をここまでしてしまうのだろうかと考えずにはいられませんでした。アジア圏の国では、「教育の支配的なディスコース」が、保護者や教員による子どもへの鞭の使用を、今でも許可しているところもあります。

ここで、「ディスコースが許可してくれる」という表現を用いましたが、ディスコースは、私たちの行動に正統性を与えてくれるものです。教育現場で、「ディスコース」が体罰を許可してくれる限り、人々は「体罰」を正統な選択肢のひとつとして、自分の行動に取り入れることができます。同時に、興味深いことは、「正統な体罰」を選択肢として利用しない場合は、「手ぬるい」とか「なめられる」という描写がつきまとうことになります。当然、現代においては、「教育というディスコース」が、「体罰」に正統性を与えてくれませんので、「体罰」という選択肢を教員として取り入れることは「リスク」がつきまといます。そのため、どんなに「体罰」の復権を望んでいようとも、社会的な基準である「ディスコース」が正統性を示さない以上、辞職覚悟で実践しなければいけないことになります。

それでは、私たちの振る舞い方はどうでしょうか？　筆者は心理カウンセラーという職業に就いていますが、なるべく裏表のない人間としてありたいと願いながらも、やはりその振る舞いは心理カウンセラーとしてのものを身につけているところがあると、自分でもわかります。端的に言えば、発言する際に、明らかに人の心理状態の健全さを優先した言い方をしがちだということです。そして、筆者が教師という立場になったとたん、別の側面が優先されていくだろうと自覚しています。また、自分の中に大学時代まで体育会系の部活に所属していたモードが存在するのがわかるのです。それは、心理カウンセラーという場面で表に出ることはないものの、スポーツの指導をするときに、その側面が出てくる可能性を感じ取ることができます。つまり私たちは、「心理カウンセラー」とはどのようなものか、どのように振る舞い、どのようなことを言うのかについて、実に敏感に感じ取り、自分の中に取り入れているのです。

人に対して「空気が読める」「読めない」という描写をすることがあります。この表現からも、多くの人が「その場の雰囲気」に合わせて、行動や発言を変えていることが裏書きされるでしょう。行動という側面を見ていく限り、非常に状況に左右されやすいと考えることができます。

世間とディスコース

これまでの説明を読んで、「世間」や「世間体」という言葉を思い浮かべた人がいるかもしれません。筆者が、ディスコースを理解しようとして最初に比較対象としたものが、まさしくこの「世間」でした。「世間」が私たちの行動にいろいろと干渉してくるという感覚は、皆が持っているでしょう。私たち個人がいくらその影響を免れているように思っていても、「世間」は、私たちを取り巻く人たち（両親、きょうだい、親戚、友人、同僚など）に手を伸ばして、その影響力を行使しようとするのではないでしょうか。

明治時代にソサイエティ（society）という言葉を訳すとき、その当時からあった「世間」という言葉を使わずに「社会」という言葉をつくり出したことについて、つまり、その判断に対して、筆者は深い敬意を持っています。今、ディスコースという言葉をめぐって、「世間」という言葉がかなりの領域でオーバーラップしてくるのではないかと考えています。

世間という意味を踏まえてみると、ディスコースが持つ力のすごさを実感できます。スクール・カウンセラーという仕事をしていると、「不登校」問題は非常にありきたりのものであり、相当量の人が学校に行けない状況に陥っているということが統計上からも明らかですが、感覚的にも十分に理解できます。つまり、学校に行けなくなること自体が、すでに、それほど稀な状況ではなくなっているのです。

そのときに、一般論では、つまり他人事の話としては、子どもにはいろいろな生き方があると理解を示すことができます。しかし、実際、自分の子どもが学校に行けなくなったとき、保護者や肉親は世間体を大変気にするようになります。一般的な理解など、吹っ飛んでしまうかのようです。

たとえば、学校に来ることができなくなった中学校男子の家に、担任と家庭訪問をしたことがありました。そのときに、子どもは比較的しっかりと話をしてくれ、筆者の勤務日にまた来ていいかどうか尋ねたところ、快諾してくれました。時々、子どもたちは勢いで「はい」と言ったりしますので、気をつけなければいけないことですが、自分の経験から判断しても、その子どもの「はい」は「はい」として理解してもいいものであると感じていました。次の勤務日の前日に、その子どもの母親から学校に電話があり、私の訪問を遠慮してほしいというお願いがありました。どうしてなのか私にはうまく理解できなかったので、その学校に長く勤務するベテランの先生に聞いてみました。どうやら「スクール・カウンセラー」が自宅に来ることを近所の人に知られたくないというのが、主たる原因であるということでした。これは、当事者からの直接の話ではありませんので、どの程度「世間体」が作用していたのかをはっきり知ることはできませんが、子どもが学校に行けなくなったこと自体よりも、周りに自分の子どもが学校に行かなくなったことが伝わるほうが恐ろしい、という可能性があるのです。

時に、世間体は人の命よりも重くのしかかると感じています。たとえば、自分の子どもを学校に行かせるために親が暴力をふるうのは、本当に子どものためなのでしょうか？　自分の親や親戚、近所の人たちとの関係性を気にするということのほうが、大きくのしかかっていたのではないでしょうか。

このような状況を理解するときに、私たちは、暴力をふるってまで学校に行かせようとする親のパーソナリティを問題にしがちです。つまり、責める対象が親になってしまうのです。「どうして学校に行けないことで苦しんでいる子どもを受け入れられないのか！」と。

ところが、ディスコースという視点から見ると、この行動にも別の理解様式が生まれます。その親がどれだけ社会的に存在する「当たり前」の考え方に影響を受けているのかということです。このような理解を会話に組み入れて、親に、「子どもが学校に行かないということで、どのような影響が生じたのでしょうか？」と尋ねるところから始めることができます。多くの親が、子どもの将来への不安、自分の育児能力への不信、今までのかかわりへの後悔、そして、子どもの祖父母や親戚、近所の人たちにどのように説明したらいいのか途方に暮れているという話をしてくれます。殴ることで学校に行ってくれるのであれば、自分の心の痛みに堪えてでも鬼になろうとした、という話を聞くことができるでしょう。「俺は憎まれ役になってもいいんだ」と。

ディスコースは変化するものであるという理解の重要性

私たちの行動は、このように広範囲にわたって社会的に存在するディスコースによって影響を受けています。どのようなディスコースに影響を受けやすいか、または、どの程度影響を受けるのかという点は、非常に重要な問題です。この点については、エイジェンシーという視点で検討していきましょう。

さて、ディスコースを「世間」や「世間体」と同一視してしまわないで、別に扱っていく利点もあります。それは、「ディスコースのあり方は、常に変わり得るものである」という理解様式です（Burr, 2003）。どんなに強力なディスコースであっても、その社会的な地位は、不動のものを保証されているわけではありません。それは、今私たちが当たり前と思っていることについての歴史を少しさかのぼれば見えてきます。ちょっと前までは、全然考えられていなかったことがあるはずです。同様に、たとえ今、支配的なディスコースが存在しようとも、その将来の影響力には何の保証もないのです。絶えず、ほかのディスコースの脅威にさらされていると見ることができるのです。

そのため、支配的なディスコースは、絶えず私たちにその存在を訴えかけていなければいけません。メディアはその存在を維持するための絶好の媒体と言ってもいいでしょう。時々、忘れかけたことが忽然と現れ、今でもこのようなことが考えられているのだと思い出させてくれるのです。筆者にとっては、昭和天皇が亡くなったときのメディアの報道に、それを感じました。民間放送を含め、すべてのプログラムが変更され、一切の娯楽放送が止まりました。天皇が亡くなるとは、これくらい影響力のあることなのだと、当時感じたものでした。最近になって、教育改革、特に国歌斉唱に関する点で、同じことを感じています。

ここにカウンセリングという場面において重要なことが示唆されています。「世間」が変わるとはあまり言われませんが、一方で「ディスコース」は大いに変わる可能性が残されているのです。ディスコースとは、ある時代、ある地域、ある文化に所属する集団によって共有される考え方であったり、ものごとの価値観であったり、意味づけであったりします。

つまり、相談室の中という非常に限られた空間の中でも、最少人数としてカウンセラーとクライアントの二人が、支配的なディスコースに与《くみ》せず、別のディスコースを自分たちの価値判断に組み入れることは、可能になるということを示唆しています。そして、その判断に荷担する人が増えれば増えるほど、クライアントが自分の人生に取り入れていくディスコースの重みが増すという可能性です。

これは、「教育」という支配的なディスコースに苦しめられて、不登校状態に陥ってしまった子どもたちを見ると、よく理解できます。筆者はスクール・カウンセラーとして、不登校状態に陥った子どもにカウンセリングだけで対応することを基本とはしていません。できる限り、フリースクールや適応指導教室の利用を検討していきます。あまり変なところは勧められないので、できるだけそのような場所にも顔を出して様子をうかがうようにしていました。そのような場所での、子どもたちの変化は非常に興味深いものです。その場では、「学校に行っていないこと」が逆に当たり前の雰囲気になります。そこで、子どもたちの理解様式が変化する場合が多々あります。その生徒のパーソナリティが変わったのだろうかと思えるくらいの変化を遂げるときがあります。つまりそこは、「教育の支配的なディスコース」がその絶対性を発揮できないところである、ということです。

クライアントがカウンセリングによって変わるという側面を見るときに、受容されたり、理解様式が変わったと見たり、性格が変わったなどという理解の仕方がある一方で、カウンセラーとクライアントによって、代わりとなるディスコースをクライアントの人生に取り入れることが可能となったと見ることもできるでしょう。その代わりとなるディスコースは、オルタナティヴ・ストーリーをめぐって、自分の能力や資質、考え方に正統性を与えてくれるのです。自分は変だ、おかしい、変わっているという判断しか提供してくれなかった支配的なディスコースから、自分自身や自分の考え方に対して、大義名分を与えてくれるようなディスコースがきっと存在します。この出現をナラティヴ・セラピーは、大切に見届けていくのです。このように自分に好ましいストーリーを練っていく作業を、「再著述」（White, 2007）と呼びます。特に、カウンセラーとの共同作業という側面を強調して、「共著述」（Monk *et al.*, 1997）と呼ぶこともあります。

まとめ

代わりとなるディスコース、つまりオルタナティヴ・ストーリーは、その価値を認めてくれる人たちによって、さらにしっかりとした地位を確保できます。この理解を元に、ナラティヴ・セラピーでは、一種のコミュニティ・ワークの可能性が広がるのです。そしてここに、エプストンやマディガンのアンチ摂食障害リーグ（Maisel, Epston, & Borden, 2004; Madigan, 2011）、日本では小森氏のアンチキャンサーリーグという活動の意義が理解されます。一緒の仲間がいることで、その仲間にとって好ましい理解様式を共有し、維持していくのが容易になるからです。筆者自身は、不登校状態に陥ってしまった人への支援や、アルコール依存症の自助グループであるＡＡ（アルコホーリクス・アノニマス）にかかわった経験がありますが、どんな心理療法よりも、仲間の存在が大きいと見せつけられるものでした。

このように当事者にとって好ましいストーリーを維持するのを助けてくれる人たちを、エプストンは「関心を分かち合うコミュニティ」（Epston, Freeman, & Lobovits, 1997）と名づけました。ホワイトでは、定義的祝祭のアウトサイダーウィットネス（White, 2005）に、この側面の実践を見出すことも可能でしょう。

そして、日本文化についてジョージ・ミケシュが語っているように、「日本には、個性的な人はいないけれども、個性的なグループは存在する」ことができるのです（Mikes, 1973）。

エイジェンシー

ここでエイジェンシーと支配的ディスコースとの関係、そして心理療法において、どのようにエイジェンシーを扱うのかについて、検討していきます。

エイジェンシーとは

エイジェンシーとは、主体性や主観性と言い換えることもできるでしょう。しかし、エイジェンシーを「主体性」または「主観性」という訳語に置き換えることにためらいもあります。それは、ナラティヴ・セラピーがめざしている、世の中の常識や、当たり前とみなしている事柄に対しても、挑戦し、自分にとって望ましい方向性を見出していくという領域まで、この「主体性」や「主観性」が伝えてくれるものなのか、確証がないからです。そのため、ナラティヴ・セラピーには、カタカナが多いと苦情を言われることも知りつつ、あえて「エイジェンシー」という言葉を残しています。

私たちがものごとをどのように理解し、どのような意味づけを見出していくかは、ディスコースによってもたらされる、という社会構成主義の考え方は述べました。このディスコースには、単一のものだけではなく、さまざまなものが存在します。「教育」という場面で支配的なディスコースを考えるとき、多くのディスコース（たとえば、「大学進学」「早期教育」「習い事」「通塾」など）は、このディスコースに沿って存在するものだと理解することができます。その一方で、このようなディスコースに拮抗するディスコースも存在します。

この拮抗するディスコースは、不登校問題や子どもの体験を重視する教育などを語る場面で共有されています。筆者は、不登校問題に対応する保護者や教員に黒柳徹子の『窓ぎわのトットちゃん』（1984）を読むように勧めています。そこには、普通の学校には合わない子どもたちが通うオルタナティヴな学校で、子どもたちが自分の居場所を見つけ、生き生きとしていく様子が描かれています。その上、その学校の出身者の将来的な展望、可能性まで記録されています。教育をめぐる支配的なディスコースは、長い年月をかけて、見事なまでに、子どもが育つ環境の多様性を奪い、学力という視点だけを強化してしまいました。ところが、これに相反するストーリーも必ず存在し得るというのが、社会構成主義の考え方です。

さて、いくつものディスコースが存在することは、私たちには、自分にとって好ましい「ディスコース」を選択することもできる可能性を示唆しています。このように自分で選択していく力を「エイジェンシー」と呼びます。つまり、私たちは、社会に存在する支配的なディスコースの言うがままに右往左往するだけの存在ではなく、自分の主体性や主観性に基づき、たとえ少数派の人しか賛同しないようなディスコースであっても、自分の人生に取り入れていく力を持っているのです。

エイジェンシーと責任

このようなエイジェンシーを持っているからといって、クライアントが問題に対して全面的な責任を負っているとはみなしません。確かにいくつかの選択肢がそれぞれのクライアントの前にあるでしょう。しかし、特にそのことについて深く考えない場合には、飲酒にしても、ギャンブルにしても、それに抵抗を示すことなく始めるのは、それほど不思議なことではありません。そうして始まったことが、いろいろな状況が重なった結果、自分の手には負えなくなってしまったのです。

拒食という問題についても、同じことが言えます。テレビのコマーシャルの中で、一体どれほどの痩せる方法が流されているでしょうか。また、「お笑い芸人」というジャンルを除いて、芸能界で活動するための大きな要因は、歌唱力よりも、容姿であるとみられている、と理解するのはさほど難しくないでしょう。そのため、摂取カロリーをコントロールし、エクササイズし、健康的な容姿を保つということに、異論の挟みようがありません。しかし、「拒食症」はその多くの人たちの中から、いわゆる「生《い》け贄《にえ》」を求めているのです。その人たちは、「太りすぎ」という基準をとんでもないところに設定され、どこまでもそれを追求しなければいけないと思わされてしまったのです。さまざまな問題の袋小路に追い詰められた人は、何とか抜け道を探そうと「自分で判断し、選択した」にもかかわらず、いつの間にか出口がわからないところにたどり着いてしまったのです。

カウンセリングにおけるエイジェンシーの扱い

ここで、ナラティヴ・カウンセラーとして興味を抱くのは、そのときまでの「自分の判断や選択」は、「いったい誰のためのものだったのだろうか？」ということです。その判断や選択は、もしかしたら支配的なディスコースのためになされていたと理解できるかもしれません。

そこで、ナラティヴ・セラピーの焦点は、「あなたにとって、どのような方向性が望ましいと考えるでしょうか？」という問いかけに移っていきます。このような判断ができるためには、そのための土壌が必要となります。土壌とは、自分自身を受け入れられるようになること、自分の資質や能力を前向きに評価できるようになること、そして、自分の考え方にも敬意を示すようになれることです。そのため、このような側面をもたらす、支配的なディスコースに拮抗するディスコースをいろいろと見つけ出していくことと、その中から自分に合ったものをカウンセラーと一緒に検討できるようなることが重要になります。つまり、カウンセリングにおける方向性は、この相談に訪れた人にとって、好ましいもの、望ましいものということになります。

ここに重点をおくのは、認知行動療法との間に一線を画すことにつながります。特定の現象に対して「問題」という意味づけを与える社会的な価値観に注意を払い、そのことを「問題」としてみなすディスコースに対抗していき、その問題とのつきあい方を見出していくことが、ナラティヴ・セラピーには含まれるからです。そして、そのつきあいの中で、その人の主体性、主観性を発揮できるように支援していきます。つまり、たとえば「不登校」には「再登校」、「ひきこもり」には「社会復帰」、「拒食症」には「体重増加」という単純な視点から支援することはしない、ということを意味します。

エイジェンシーへの理解をカウンセリングにおける会話に取り組むとは、どのようなことなのでしょうか？　これは、何か大きな決断ができるようになるというものではなく、発語の節々に、自分の主観的な主張を通じて、主体性が出てくることであると考えています。たとえば、その人独自の考え方や価値判断などを、カウンセラーに提供できるようになることが大切でしょう。そのような側面をカウンセラーが受容することによって、自分自身の見方や考え方を受け入れるようになります。子どもとのかかわりの中では、自分の意見を人に伝えていくことをあきらめてしまったのではないかと思えるようなときがあります。このカウンセラーに、自分の考えを話してもいいのか判断がつかないときとも言えるでしょう。相手の発語を認め、その考え方に興味を持ち、主観的に考えていく力を認めることによって、子どもが自分自身の意見を積極的に話し始めるようになる過程に何度も遭遇しました。最初の出会いのときと比べての違いに、驚きを隠せませんでした。このような主観性をめぐっては、その人なりの偏りがあるのは、当然のことであるとみなせます。

しかしその際に、相談に訪れた人が、反社会的行動や、自分や他人を傷つけることなどを、いくら「それが私の望むところである」と主張しても、そのまま行動に移すのは別問題でしょう。

たとえば、江戸時代には復讐が正統性を持っていたからといって、今の時代に、専門職に就いているカウンセラーがそのことを支持するわけにはいかないのは明らかです。ナラティヴ・セラピーにおいて、「復讐」が自分の好みであるという主張が、その人にとって好ましいものであるとは、単純にはみなしません。「何がそこまで追い詰めるのでしょうか？」と外在化しながら、何がそのような気持ちをつくり上げているのかについて、一緒に考えていくことになります。このことが端的に出てくるのは、拒食や自殺企図の場面においてでしょう。それは、「自分の死を望んでいる」という場面において、エイジェンシーをどのようにみなすか、という課題になります。

先ほど述べたように、エイジェンシーをそのとおり認めていくためには、そのための土壌が必要になります。エイジェンシーとは、ただ単に自己主張できるようになるという意味ではなく、自分自身で受け入れるようになる領域の拡大、ほかの人から受け入れられるようになる度合いの拡大を通じて、その土壌を確保する必要があるのです。

社会構成主義とエイジェンシー

社会構成主義自体の議論において、人のエイジェンシー、つまり主体性や主観性のことはうまく扱われていないと、筆者は感じています。この話題になると、それまでの歯切れのよさは消え、「すべて社会的に構築されるというわけではないのだけれど……」というような「印象」または「希望」的な話になっていきます。また、この点については、人が本来どの程度持っているかという度合いをめぐって、研究者によってさまざまな視点も存在しているようです（Burr, 2003を参照）。

多様なディスコースの取捨選択という場面では、ある人が、ある特定のディスコースを取り上げ、別の人は、ほかのディスコースを取り上げます。そのような取捨選択は、一見自分の好みに沿ってしているようでも、多数派のディスコース、つまりは「常識」や「当たり前」とする見方に容易に取り込まれてしまう可能性は、筆者も含めて皆が認めるところでしょう。支配的なディスコースの存在は、容易には無視できません。そのため、多くの人は社会的な規範から外れないように行動することになっていきます。

ところが、この取捨選択という点については、個人差も見えてきます。同じ社会、同じ地域、同じ家族に育ったからといって、同じようなディスコースを我が身に取り入れるわけではないのです。これは、同じ家族に育った兄弟姉妹を考えてみれば、それぞれがどれほど違っているかがわかると思います。同じ家族内で育ったのであれば、同じ社会に属し、同じ地域に住み、同じ保護者を共有していたということです。当然、利用可能なディスコースの存在は、ほかの状況と比べて似通っているでしょう。友人関係の違い、性別の違い、年代の違い、兄弟姉妹における順序の違いなど、別の要因が作用している点が大きいため、同じ家族でもその影響は違うという主張が提示される可能性がありますが、ここでは、これらの要因のうち、どれが強いのかという議論ではなく、どうして人は違ったものを取り入れるようになっていくのか、ということについいて検討していきます。

社会構成主義では、その人に固有のパーソナリティの存在というものを否定しました。それは私たちが、いろいろな立場で振る舞いを変え、発言さえも変えるような存在であるという主張からです。行動を観察していったところで、場所や時間によって、私たちは、振る舞いや発言さえも変えていく存在なのです。同じ立場であっても、人によって、振る舞い方に違いが生じていると思える状況も多々存在します。

デイヴィッド・エプストンとマイケル・ホワイトは、「書きかえ療法―人生というストーリーの再著述」(Epston, White, & Murray, 1992) の中でギアーツの文章を引用しながら次のように述べています。


テクストの不確定さと、テクストを演ずることに創造性が入り込んでくることに関して、ギアーツはトリリングの嘆きを次のように引用した。トリリング曰く「われわれはいつもオリジナルから出発するのに、何故コピーに辿り着いてしまうのか？」と。しかし、経験に意味を与え表現するには、まずコピーにストーリーがなければ始まらないわけで、はじめからストーリーに対して働きかけていると言える。だから、むしろこの言葉を逆さまにして「どうしていつもコピーから出発するのにオリジナルに辿り着くことができるのか？」と質問すべきである。これに対してギアーツの答は実に心強い。「コピーを作ることこそ最初の仕事であり創作することなのだ」(Geertz, 1986) と。 (野口&野村訳, 1997, p.147)

「どうしていつもコピーから出発するのにオリジナルに辿り着くことができるのか？」

筆者は、ここに人のエイジェンシーを見出すのです。そして、人が、社会に存在する価値観にただ右往左往させられるだけの存在ではないという可能性を見出すことができると同時に、問題の罠にはまり込んでしまう危険性を感じ取ることができるのです。

なぜ人は特定のディスコースに囚われていくのか?

筆者がカウンセリングという側面に照らし合わせながら興味をそそられるのは、人はどのようにして、非常に極端な形で支配的なディスコースに囚われていくのかということです。

ある人が周りから「そんな馬鹿なことはやめなさい」と言われても、本人にとってはどうしてもやめようがないと感じている領域が存在します。これは、アルコール依存、薬物依存、ギャンブル依存などの領域で、対人援助職として働く者にとっては、よく実感できることではないでしょうか。「なぜ、やめられないんだ」と。あるいは、拒食症にとりつかれてしまった人たちとのかかわりにおいても、「なぜ、そんなふうに考えないといけないのだろうか?」と思うはずです。

この社会においては、たとえば、アルコールを摂取し、仲間とワイワイすることの大切さが、いたるところで語られています。日本酒には聖なる水としての役割もあるので、「神酒」という称号さえ与えられています。酒を飲まないと本音が聞けないというような信念も存在するでしょう。特に男性にとって、アルコールを飲まないということは、場面によっては無礼であるかのようなディスコースも存在します。社会のいたるところで、このことが社会的階層を問わずに語られています。そのため、多くの人が飲み会に対する出費を正当化できるのでしょう。この点において、社会構成主義の説明は理解できます。

また拒食症という問題を考えてみましょう。この時代では、多くの人が、「健康的なよい体型」になることを望むでしょう。その規範となる判断は、モデルであったり、メディアがよしとするものであったりします。そのため、「理想の体型」というディスコースが多くの人に影響すること自体、社会構築主義者の枠組みで理解できます。筆者の美術に関する限られた知識からでも、ルネッサンス期に描かれた女性の裸体から、その当時、ある程度の「ふくよかさ」が賛美されていたのだろうと想像することができます。また、インド社会において女性の「ふくよかさ」は、富の象徴であり、望ましいとされています。その時代や場所にあれば、自分の体型に対して、現代社会よりもずっとおおらかな姿勢で臨むことが容易になることが想像されます。そのため、社会に存在する考え方が、私たちの考え方を形作り、制限するという考えは有効であることがよくわかります。

しかし、それでも、筆者の問いである「なぜある人はそのように受け取るのだろう？」「なぜある人はこれほど強くディスコースに影響を受けるのだろうか？」「なぜ別のディスコースを見つけることが難しくなるのだろうか？」への回答を提供してはくれません。つまり、適度なところで折り合いがつかずに、極端なまでに、支配されていってしまう状況をどのように理解したらいいのかということです。

筆者も四〇代後半になり、おなかの肉のだぶつきを気にするのをやめることはできませんが、「理想の体型」が行動を支配することはありません。日常生活では運動もしたり、食べ過ぎたりしないように注意していますが、食べ物を楽しむ気持ちは、依然として存在します。多くの女性と話をしていても、体型のことを口にしますし、口癖のように「やせなくては」と言っているのを聞いたりします。しかし、それでも大いに食べ、食事を楽しんでいるようなのです。

社会的な影響として、どうして体型を気にするようになったのかを問いかけると、「父親が自分の体型をからかったから」とか「好きなモデルがいて、その人の体型に近づきたいから」「彼氏がそのように望むから」というような答えを用意している人もいました。

ところが、どうしてある人たちは、そのような特定の考え方や判断を「支配的なもの」として取り入れるのでしょうか？　その一方で、支配的なディスコースの存在を知り、その重要性を理解しつつも、このことに「支配されること」がなく、距離を取ることができる人たちがいるのでしょうか？

ものごとからの影響力がいかに大きいものであるかを理解したとしても、人それぞれどの程度、そこから影響を受けるのかについては、相当のバラツキがあります。つまり、刺激の大小だけでなく、刺激を感じ取るセンサーの特性、そして、その刺激をどの程度保持していくかについての視点も必要になるのです。

人生において、心的外傷、つまり心の傷を負ってしまう体験をするときがあります。トラウマ体験とも言います。心的外傷後ストレス障害（ＰＴＳＤ）という症状への理解が深まるに従って、このような体験が心の傷跡となり、さまざまな症状をもたらすことがわかってきました。そのため、どのような体験がトラウマ体験となるのだろうかという研究もなされています。ところが、同じトラウマ体験をしたからといって、皆が、ＰＴＳＤを発症するわけではないこともわかってきていますし、出現率もそれほど高くないこともわかってきています（Rosen, 2004）。

つまり、どの個人がどの程度その体験を感じ取るのか、そして、どの程度長く保持するのだろうかという点で、違いがあることを理解しておく必要があります。

この点が、社会構成主義ではうまく答えられていないというのが、筆者の現時点における理解の範囲内での問題です。これは、社会構成主義者の主張であるディスコースによって理解の枠組みが提供されるということについて、異論を唱えているのではありません。私たちは、ディスコースによってもたらされる意味づけの範囲内でものごとを理解するしかないでしょう。つまり、別の理解様式は、別のディスコースによってもたらされるということになります。このこと自体は、筆者も理解することができます。

そのため、ここでは、別の理解様式を持ってくる必要があるのではないかと考えています。それは、人とは、それぞれが「感じ方の違い」「理解の仕方の違い」などを内包するハードウェアを有する存在であることに、もう少し注目する必要があるのではないかというのが、筆者の現時点での方向性です。つまり人間とは、感じ方、考え方、行動を実践していくにあたって、そもそもバラツキのある、多様な存在なのではないか、という視点です。社会構成主義の視点では、皆が人間という同じハードウェアを持っているように扱っている印象を与えてしまいます。人がどのように、そしてどれほど多様な存在であるかについての視点が、あまり見えてこないのです。

これは、人へのコンサルテーションを通じて感じ取ると同時に、「発達のバラツキ（デコボコ）という問題」に対する理解が高まっていくに従って、少しずつ見えてきました。以下の検討は、まだ筆者の中で確定的なものとして、しっかりしているものではありませんが、大切な問題であると理解していますので、検討を加えてみます。

発達のバラツキ（デコボコ）という問題

発達のバラツキ（デコボコ）を問題にするとき、「発達障害」の話になってしまいがちですが、ここでは、もっと大きなものとしてみなしていきます。それは、人間という存在の幅の広さを示す可能性を意味するものとして考えていきたいということです。そのために、まずは発達障害から見ていくことにしましょう。「発達障害」という診断名は現在ありませんので、「精神疾患の診断・統計マニュアル」であるＤＳＭ－Ⅳ－ＴＲの診断名を使えば、広汎性発達障害、注意欠陥・多動性障害、学習障害、精神遅滞を含めた領域のものとなります。現在、ＤＳＭでは重複診断を認めていない診断名もありますが、発達障害と診断される人たちが、複数の領域に跨がった症状を示すことも稀ではありません。また、ＤＳＭの診断名ではありませんが、自閉症スペクトラム障害や高機能自閉症、あるいは、アスペルガー症候群をこの領域に含めることもあります。これらは、別の領域のものというよりも、これらの領域のものに対する別の名称と理解すべきでしょう。また、幼児虐待が原因となって、発達障害様の症状を示す可能性があることも示唆されています（杉山、２００７）。

この診断領域に入る人たちは、「普通」であることの難しさを感じながら成長することが多いようです。周りと比較し、自分の振る舞い方、言葉の選択、ものごとの受け止め方が違うのではないかという疑念とつきあわなければなりません。この疑念は自分自身の中だけで育まれるだけでなく、親や教師が「なぜみんなができることができないのだろうか」と本人に問いかけることによっても強化されるでしょう。

どうしてそのようなことになるのかという問いかけに対して、認知や感覚の違いがそこに存在していると考えられています。つまり、私たちが外界を知るための認知様式、そして外界を感じ取るための感覚様式の中に、バラツキがあるということです。この領域への理解を深めていくと、たとえば、曲線に魅せられる人、ある特定の味覚に魅せられる人、音に魅せられる人などから、言葉の意味を少し違ったように理解したりする人など、本当にさまざまな現象を見出すことができます。

これは、精神遅滞という領域で扱われる知的な能力に、その原因を帰することができないということも重要な視点です。特に、アスペルガー症候群の領域にいる人たちの能力を見る限り（知能検査の各試験項目において偏りが見られる場合もありますが）、ＩＱの値自体に問題がない人も多くいます。問題がないどころか、飛び抜けたＩＱの値を持つ人たちもいたりします。

このような領域を問題としてみなすのは、社会で生きていく上での困難さを抱えるからであるとされています。それは、人とコミュニケーションをとっていくことであったり、集団の中で生活していくことであったりします。相手の気持ちを理解する想像力の不足であったり、偏りであったりすることが、原因であるでしょうし、感覚が過敏であることにも起因するでしょう。感覚の過敏さとは、たとえば、多くの人と接していくときに、うまく相手に焦点を合わせられないことであったり、音が不快なノイズとして聞こえてしまったりすることなどを示します。感覚の問題とは、五感である視覚、聴覚、触覚、味覚、嗅覚において、極度なバラツキがあるということです。

さて、このような領域を探索していくと「こだわり」という問題に遭遇します。「こだわり」とは、特定の対象や、特定のやり方、特定の考え方などに対する強い愛着であり、ある特定のことがそのような状態でないときに、強い心理的な反動をもたらすものです。

たとえば、母親の作る料理がいつも同じ味であることを強く望み、調味料がいつも使っているものではなかった場合に、強い不満を感じたりします。また、八時に出発したいと思うと、何が何でも八時に出発したいのです。また、一度ある出来事が習慣化すると、それを嫌でも繰り返したくなります。

このような強い愛着は、それが社会的な価値観に照らし合わせて「建設的」であると判断されるものについては、賞賛されることもあります。しかし、それが社会的な価値観から意味を見出せないようなものである場合には、それを継続することをめぐって、非難を受けます。たとえば、「毎日の勉強」や「毎日の掃除」が強迫性とみなされることはありませんが、行動によっては強迫性障害とされてしまうという可能性を含んでいるのです。

教育講演会などで、人の努力の成果であることを取り上げ、子どもが見習うべきものとして、習慣化や繰り返しの大切さが強調されるときがあります。内容を聞いていくと、その背後には、強迫的な力が働いている事例ではないのかと、勘ぐらずにはいられないこともたびたびあります。

「こだわり」と支配的なディスコース

ここで、ひとつの可能性が示唆されたと感じます。ある特定のディスコース、つまりある特定の考え方や理解の様式への囚われ方を目の前にするとき、「こだわり」という言葉で説明したくなるのです。この「こだわり」を持ってしまった人たちに対応した経験があればわかると思いますが、そのようなときの私たちの思いは、「なぜそこまで」という言葉に集約されるのではないでしょうか。なぜそこまで、その味でなければいけないのか、なぜそこまで、その手順でなければいけないのか、なぜそこまで、そのメーカーでないといけないのかということを、その人に問うていきたくなります。しかし、本人たちは、「そうでなければ」ならないという強い感情に捉えられているため、自分たちでさえ、どうしてそのようになるのかについて、うまく説明することができないのです。

この「こだわり」が、社会的な価値観に沿っている場合には、推奨されることもあるのを先ほど述べました。つまり、発達のバラツキの問題を抱えようとも、「こだわり」が、偶然にも社会的な価値の上にうまく乗っている場合には、適応の問題を持っている人として、カウンセラーである私たちの前に現れることはないでしょう。そのこだわりゆえに、いろいろなことを成し遂げられる可能性があるのです。うまく社会的な地位に就いた人は、発達のバラツキの問題を持つ者として扱われることもありません。そのため、発達障害とは、不適応を起こしているかどうか、生きにくさを抱えてしまっているかどうかという点で理解されがちです。ＤＳＭ－Ⅳ－ＴＲにおける診断は、社会生活において問題を生じているものを疾患として扱うことが多いようです。

そのため、ここで「発達のバラツキの問題」から見えてくるものを、「障害」としてみなすだけでなく、個人差への理解として考えていきます。私たちは学校も卒業して、職業にも就いている、会社でもそれなりに認められているからといって、自信をもって、すべての面において「普通」であると言えるでしょうか？

この「発達のバラツキの問題」を勉強していくと、自分自身の中にある「自信を持って普通と言えない領域」に気づきます。発達障害に関係して、発達のバラツキの問題のことを、人に説明するのに、時に相手がばつの悪い表情となったりするときがあります。自分のことを指摘されているような感覚を持つのではないかと、想像できます。対人援助職に就いている人たちとの会話においても、自分自身のことを振り返る機会があるときには、「自分の変わった部分」について、お互いに触れる機会もあります。アスペルガーとＡＤＨＤの診断を受けている翻訳家であり小説家であるニキ・リンコさんは、自分の本の中で、多くの人が「私もアスペルガーっぽいところがあるんです」と言ってくれると報告しています。ただ、ニキ・リンコさんの見解としては、発達障害の領域の中にいる人は、そのような人と比べて、有意な違いがあるとみなしているようでした。

筆者は、多くの人が自分自身の中に見出す「自信を持って普通と言えない領域」のことを考えていきたいと思っています。それは、人生における問題となっているものだけでなく、生きていくにはそれほど困らないけれども、あまり人には言えないと感じている部分のことでもあり、指摘されるのを恐れている部分でもあります。逆の場合も当然あり得ます。人より優れているので「自信を持って『普通ではない』と言えること」であるかもしれません。それは、なぜ自信を持てるのかというと、人との比較において優位に立っているとみることができること、そして社会におけるディスコースがそれに正統性を与えてくれているからでしょう。

このような領域は、ある特定の対象への愛着を強くしていきますし、ある特定の出来事への感情的な反応を大きくしていきます。たとえば、どのようなことに性的な魅力を感じるかというフェティシズムであったり、特定のブランド品への魅力だったりします。または、特定の製品、知識、学問へ魅せられていくのです。筆者などは、オタク的な傾向を自分自身の中に見出すことができます。この領域においては、ほかの人にとっては、たぶんどうでもよいことなのでしょうが、気になって、こだわりをみせるのです。「それでなければならない」「そうあってほしい」という気持ちが強くなっていくことでもあります。本書で紹介している「ナラティヴ・セラピー」に対する気持ちも、同じようなことではないかと、自分なりに理解もしています。

また、自分の心理療法の基盤を社会構成主義に置こうとした場合、とことん、そのことを考えたくなるのです。この項の主題であるエイジェンシーのように、そのことをうまく扱ってくれていないと、どこに位置づけたらいいのか自分なりに落ち着くまで考えてしまうのです。多くの人にとって、さまざまな主義や主張が入り交じっていても、それほど気になるものではないのだと、いろいろな人とディスカッションしてみて気づいてもいます。しかし、本書の最初で説明したように、ナラティヴ・セラピーと基盤の違う心理療法を、理論的な整合性を取ることなしに、ただくっつけたのでは、据わりが悪すぎると感じてしまうのです。その食材の食べ合わせはあり得ない、と表現することもできるでしょう。

つまり、この領域に関係するディスコースについては、無関心ではいられないということでもあります。それは、一般論として、いろいろな見方や考え方があるということを十分に理解しつつも、その領域に関してだけは、ある特定の見方や考え方への比重が重くなり、それ以外のものを受け入れる余裕がなくなっていくようになります。これは、常に悪い結果を招くという意味ではありません。文脈によっては「信念」と理解することもできるでしょう。信念がなければ、ものごとを成し遂げるのは難しいからです。しかし、同時に、成功を保証するものでもないのです。

「こだわり」からの選択が、私たち自身にとってよいものであるという視点から行われているのではないことにも、注意を向けるべきです。「こだわり」という言葉が意味するところをおさえるべきなのです。「こだわり」とは、その人自身が決して「自ら望んでいる」と理解すべきではないところにあります。「それをやりたい」「その状態にしておきたい」などという表現で、「こだわり」を描写することは可能です。しかし、そこには、それを維持するためのつらさや苦しさも伴っている場合が多いのではないでしょうか。

極端な状態は、強迫性障害に見られます。「手を洗いたい」が代表的なものですが、何かをする前に「数字を数えたい」、並び順を「いつも同じにしておきたい」などについては、苦痛以外の何ものでもないでしょう。しかし、これをしないことのほうが、もっと苦痛となるのがつらいところなのです。

つまり、選択という点において私たちはそれぞれのバラツキを持って、そうでなくてはならないという気持ちが優位に立ち、何らかの判断をしていくことになります。実は皮肉なことに、この領域においてこそ、私たちの判断における冷静さや客観性が薄れてしまうと考えられないでしょうか。「自信を持って普通と言えない領域」における、病的ではないにしても「こだわり」としか言えないものは、私たちの判断に大きな影響を及ぼします。別な言い方をすれば、この部分はことに支配的なディスコースの影響を受けやすくなっているのではないでしょうか？　ほかの領域では、どんなにコマーシャルが宣伝しようとも、馬耳東風のごとく流せるのですが、この領域においては、いろいろなことが目にとまってしまいます。

筆者の最初の学位が電子工学ということがある程度物語っていると思うのですが、ＩＴ関係のニュースは、今の職業の領域のものよりも、目にとまります。そして、その領域のものについては、コマーシャルの影響をしっかり受けます。最近でいえば、iPhone4SがiPhone5になったという、多くの人にとってはマイナーな変更でさえも、筆者にとっては、うっかりすると財布のひもを緩めてしまうような「説得力のある」ことなのです。何が変更になったのかといえば、画面が大きくなり、内蔵カメラの解像度が上がった「程度」です。多くの人にとっては、この変更に何の魅力も感じていないだろうと、想像することはできます。それでもなお、これを入手する機会を虎視眈々《こしたんたん》と狙っている自分にも気づいているのです。これは、時に自分ひとりでは止められない可能性も秘めていて、人に止めてほしいと願うときもあったりします。ちなみに、止めてもらうときに一番説得力を発揮するのは、この領域を非常によく知っている人から「全然旧モデルと変わらない、買う価値ない」などと言ってもらうことです。時には、妻に「そんなのやめたら」と言われるだけでも十分です。

この領域において、私たちは自分の主体性や主観性であるエイジェンシーを発揮していると言えるのでしょうか？　ナラティヴ・カウンセリングにおいては、支配的なディスコースの影響を多大に受けているものではなく、その支配から逃れるためにクライアントが「エイジェンシー」を発揮してくれるように支援していくことになります。つまりは、自分の「こだわりが発揮されない領域で持っているエイジェンシー」をより有効なものとしていく、ということになるでしょう。こだわりをみせない領域における、私たちの主体性や主観性こそ、焦点を当てて、その意義や価値、有効性を認識していく必要があるものなのではないか、と考えているのです。

人が選択するものは、当然その選択肢が利用できる状態にあるかどうかにも大きく影響されているでしょう。ただ、その選択するという行為が、個人個人のバラツキによって、差となって現れてくるのです。そして、この視点は、「こだわり」という概念によって、ある程度説明が可能です。私たちの理解様式はディスコースによってもたらされるという社会構成主義の主張に、この点も加えることができるかどうか、検討を続けていきたいと考えています。

ナラティヴ・セラピーにおけるエイジェンシー

それでは、これらをナラティヴ・セラピーに関連させると、一体何を意味することになるでしょうか？社会構成主義がうまく扱えない領域があるため、それを土台にしているナラティヴ・セラピーは、この領域もうまく扱えないのではないか？　これが、もうひとつの、筆者の大きな関心でもありました。ナラティヴ・セラピーでは、社会の価値観や考え方に影響を受けてしまい、自分の価値観を見失い、特定の問題にはまり込んでしまった人が、エイジェンシーを取り戻すことを第一義的に考えてきました。心理療法とは、エイジェンシーの有効性や価値を再考察する機会であると見なしているのです。

社会構成主義がどのように論じていようと、支配的なディスコースによって、大きな影響を受け、それに乗っ取られそうになっている人を前にして、その人がまた別のディスコースに身をゆだねるような形での支援は、ナラティヴ・セラピーでは反対する立場を取りたかったのです。別のディスコースとは、医療や心理療法であったりします。つまり、いくら人生の路頭に迷ってしまったからといって、「患者」とか「クライアント」という名称で、助けを必要としている哀れな人という描写の元に支援を提供することに、ナラティヴ・セラピーは抵抗を示します。それは、単に別の支配的なディスコースを提供するだけになるからです。そのようなディスコースにおいては、正規の治療プログラムに乗らない人に対して「否認が強い人」という位置づけも用意されています。

そのため、いくらその人が「こだわり」を持って、あるものごとを判断している状況であっても、その考え方、見方を尊重することには、変わりがありません。ただ、その判断を「いったい誰のためのものなのか？」という視点で、検討していくのです。

実際に問題からの囚われから抜け出していくのは、決して楽なことではありません。そのようなときに、抜け出していくという判断そのものに正統性を与え、自分の判断を信頼していくことに対して、カウンセリングの大きな価値を見出すことができるのです。

筆者は、社会構成主義の主張が見事に現れるのが、実は、発達障害の分野ではないかと日頃から感じています。ナラティヴ・セラピーに関する文献を読んでもそこには、この領域の人たちとの対話ではないかと思われる箇所が数多く出てきます。そのように端的に表れないまでも、今まで検討してきたように、私たちの「自信を持って普通と言えない領域」において、支配的なディスコースの影響力が増してきます。そのため、支配的なディスコースの存在が極端に表れ、その影響を被ってしまう領域のことを扱うのは、その人が持っている冷静で、客観的な判断力を発揮できる主体性や主観性であるエイジェンシーの存在を再び確認し、有効なものとしていくことにつながるのではないでしょうか。

そして、このような領域における支配的なディスコースに対抗していくためには、ストーリーを利用することが、有効なものであると示唆されています。問題の罠にはまってしまった人は、それに対抗する物語を利用することによって、抜け出すための足がかりを作っていくのです。そのような物語とは、問題の存在への再定義や、自分への再確認、あるいは、比較対象の変更を示すことになります。

たとえば、ある特定の野菜を食べないという問題を持つ子どもに、その野菜の栄養価や効果を説明したところ食べられるようになったという報告もあります。また、口角炎が野菜不足であると関係づけられた子どもは、野菜を一切食べていませんでしたが、野菜ジュースは飲めるようになったという事例も知っています。

その人にとって有効なストーリーを見出していくことは、大きな影響をもたらします。そして、どれがその人にとっての「有効なストーリー」かの判断は、ナラティヴ・セラピーにおいては、その人に「好ましいストーリー」であることが重要であるとされます。この好みという点において、ナラティヴ・セラピーは、人の主体性を扱うのです。その時々に、その判断は「誰のためのものだろうか?」という質問を繰り返しながら、その選択の出所を探っていくのです。ナラティヴ・セラピーにおいて、エイジェンシーとは、社会的にその正統性が認められているというだけで判断するのではなく、その人自身にとって好ましいかどうかという点に照らし合わせて見る必要があるということでしょう。

そしてそのことを成し遂げるためには、他者が必要ともなります。ここでいう他者とは、内在化され、自分の頭の中で自分との会話を延々とするような存在ではありません。その内在化された他者（Madigan, 2011）は、支配的なディスコースの手下である可能性が強く、堂々巡りをさせて、客観性を鈍らせます。自分の主観性や主体性に、正統性を見出してくれ、自分の行動を共に歩んでくれ、その過程に価値を見出してくれるような、他者の存在が必要となるでしょう。そしてその役割を、まずはカウンセラーが担う必要があるということです。

まとめ

今まで、筆者の元に相談に来てくれた人との会話の中で、オルタナティヴ・ストーリーを出現させることに関して、その人自身の好みを反映させるとはどういうことなのだろうかと考えてきました。そのときに、主体性や主観性を大切にしたエイジェンシーとはどのようなことなのだろうか、そのエイジェンシーとディスコースの関係性はどうなっているのかについての問題を避けることができませんでした。

最近、社会規範が今までになく強まってきています。これは、人のあり方を、特定の、非常に限られたモデルに当てはめようとすることにつながります。学校や地域社会、職場で、「ほかの人と同じように振る舞うこと」にいかに多くのエネルギーが費やされているかということです。人は、本来多様な存在であることが、どこかに忘れ去られようとしているのではないかという懸念を拭えません。そして、人に合わせることをうまくこなせない人たちが、不登校、ひきこもり、うつ、そして心身症などの状態に陥ってしまう確率が高くなっているのではないでしょうか。

心理療法家、カウンセラー、相談員として、このような人たちを支援するとはどのようなことなのかをしっかりと考える必要があります。本来、それぞれの人たちが持つ豊かで、多様な領域を、学校復帰や社会復帰という目的の中で、どのように認め、どのように伸ばしていくのか、という問いかけは、避けることはできません。そうでなければ、私たちはただ社会規範の言うままに、行動しているだけになってしまうのです。このことはつまり心理療法が、社会統制の一部としてしか機能していないということになります。

筆者はスクール・カウンセラーとして、「子どもを学校に戻すキャンペーン」に参加することはありません。学校に戻ることは大切であり、子どもの将来にとっても重要であることは理解しています。戻れる人や戻りたい人には、戻るための協力を惜しむつもりはありません。学校内で子どもが過ごすことのできる場所を確保するために、学校の管理職に掛け合ったこともたびたびあります。学校内ですぐに利用できる場所が確保できなかったため、筆者自身で、物置場になっていた区画を整理し、掃除したこともあります。しかし、「学校に戻ること」を決して第一義的なものとは考えません。なぜなら、それでも学校という場に戻れない人もたくさんいるからです。そしてそれが、その人の持っている能力や資質を表していると考える必要もないのです。

「水を得た魚」という表現があります。学校に行くことができない子どもとしばらくつきあっていくと、見違えるように生き生きとしてくるときがあります。子どもが成長したという理解を用いることもできるでしょうが、その人に合った環境を得たと理解することもできるのです。日本人がニュージーランドに来て、まさしく「水を得た」という状況に出合ったこともあります。私たちは、異文化にさらされなくとも、その場所で、多様なあり方を持つ人びとに合った環境を、どのようにしたら提供できるのかについて、検討する必要があるでしょう。これこそが、不登校、ひきこもり、自殺などの社会問題を扱う上で、最も大切な点であると考えています。

これまで検討してきたように、言語的、社会的、文化的、そして時代的な要因が私たちのあり方に大きな影響を及ぼしています。このような視点から見れば、心理療法というものが、その人個人に限られるものではあり得ない、ということが理解できるのではないでしょうか。ナラティヴ・セラピーでは、人に問題を帰さないことを信念としていますし、その人の内に問題が存在するという、いかなる実践に対しても、反対の意を表明するのです。

対人援助職の専門家として、「人を支援するということはどのようなことなのか」という問いに対して、明確な答えが用意されることはないでしょう。しかし、その問いかけを避けて通ることも許されません。ナラティヴ・セラピーにおいては、その人自身の主観性や主体性に正統性を与え、その正統性からもたらされる自分自身への理解を生みだしていくことが、人を支援するときに最重要視するべきことである、と考えているのです。そして、この意味することを、その人に応じ、その時に応じ、その場に応じて再考していく必要があると、自覚していきたいのです。

これまで書いたことは、議論としては未成熟で、今後も検討が必要な領域であるとは理解していますが、現時点の考えをまとめたものです。

それでは、これからナラティヴ・セラピーの実際の会話について、検討していきます。まずは、その実際の様子を提示し、その後、各要素について検討を加えていきます。

第4章

ナラティヴ・セラピーの主要な技法

この章では、ナラティヴ・セラピーにおける主要な技法を取り上げ、説明していきます。読んでいただくと、それぞれの技法が独立したものではなく、関係し合っていることがわかるでしょう。さまざまな視点から、ナラティヴ・セラピーの会話を語ることで、読者が実感し、理解できるのではないかと考えています。

外在化する会話法

ナラティヴ・アプローチを特徴づける技法である問題の外在化と、これを発展させていった外在化する会話法について話をしていきましょう。

ある人の人生に問題が生じているとします。たとえば、不登校、ギャンブル依存、摂食障害、対人問題、子どもの発達障害など、あげればきりがありません。私たちの社会は、さまざまな問題にあふれているとも言えます。この問題がどのようなものであるかを理解していくときに、興味深いほどに、その人個人の問題として、多くの人たちは自分自身の中に問題を位置づけていきます。一見、不条理な問題でさえ、自分に非を見出し、自分を責めるのです。たとえば、家庭内暴力の被害者や虐待を受けた子ども、性的虐待を受けた人などは、相手を責めるのではなく、自分の内に原因を探ろうとしてしまいます。これを「問題の内在化」と呼びます。スティーブン・マディガンは、「内在化する会話の習性」を身につけてしまい、身動きがとれなくなってしまうのだ、と表現しています（Madigan, 2011）。

ナラティヴ・セラピーを初めてニュージーランドで勉強したときに、個人主義的傾向が強い欧米社会の特徴的な傾向として、この問題の内在化が生じているのではないか、日本の社会では違うものとして見えてくるのではないか、ということを検討する必要があると考えていました。しかし残念なことに、日本人相手にカウンセリングをしてそろそろ一〇年になりますが、この傾向は、現代の日本社会に確実に見出すことができます。

この考え自体が、あまりにも「普通」なことなので、改めて立ち止まって考えることすらしないのでしょう。たとえば、「宿題を提出しない」「仕事が続かない」「ギャンブルがやめられない」などを考えても、その人個人に非があると考えるのは、「当然」なことになっています。逆に言えば、生徒が特に成績が悪いわけでもないのに、宿題を何回も忘れてくるとき、その生徒が悪いと考える以外に、何か別の考え方があるとは思えないかもしれません。ギャンブルにいたっては、たとえばパチンコ店に自分の足で入っていき、自分で席を見つけ、お金を投入するのです。そして、玉が出ないときには、近くに必ずある消費者金融のＡＴＭでお金を借りてきます。このような人が悪い、責任はこの人にあるとみなす以外、どのような見方が存在するでしょうか。悪いのは「一目瞭然」であると感じることでしょう。

ナラティヴの考え方は、この当たり前と見える考え方に与しません。この考え方を、「唯一の真実」として受け取ることもしません。これらは、所詮、ひとつの説明（ストーリー）にすぎず、この状況を語ることができる別のストーリーが必ず存在すると考えていきます。

しかしあまりにも多くの人たちが、同じストーリーを語り、社会のあらゆるところでこのストーリーが再生されるので、この特定のストーリーの力が増し、特権が与えられていくことになります。このことによって、ある現象を理解するためのストーリーは複数存在しているにもかかわらず、ただひとつのストーリーが「真実」として扱われるようになります。ナラティヴの用語で、このように「ある考え方が真実である」と私たちに確信させるようなものを、「支配的な物語（ドミナント・ストーリー）」と言います。

そして、このような支配的な物語には、タイトルまたはキャッチフレーズとなるような言い回しを伴います。宿題をしてこない人に対しては、「怠け」や「怠学」という言葉が多く用いられ、その親に対しては「家庭教育力不足」となります。当然、このようなキャッチフレーズは、地域や時代によって異なります。ですからこれは、固定的なものとは言えませんが、その特定の時代や地域で常に頻繁に変更されているわけでもないので、半固定的な存在になっているのです。

興味深いことに、このような言い回しは、カウンセリングをしていてよく聴くため、それが慣れない土地での方言であっても、真っ先に覚えることになります。鹿児島で勤務を始めてすぐに「ほがない」という言葉を覚えました。この言葉に多様な意味（よい意味ではありません）を含ませているようですが、「しっかりしていない」「中身がない」「どうしようもない」というように使われています。

このような言い回しは、その人の性格、パーソナリティ、アイデンティティを、ひとことで要約してしまう傾向にあります。「怠学傾向」にある子どもが非常に積極的に取り組める教科や課題があったとしても、この子どもの「怠学傾向」という名称からもたらされる印象の中に、子どもを位置づけてしまいがちになります。これを、「ひとくくりにする描写」（Monk *et al.*, 1997）と呼びます。つまり、レッテルを貼っているのです。

このような言葉の働きで興味深いところは、人から言われるだけにとどまらず、自分自身に対する本当の描写として、それを自分の内部に取り組んでしまうことです。たとえば、宿題を提出しない生徒と話をしていると、多くの生徒がそのことで挫折感を感じ、「（自分は）ダメな人間」で「（自分が）もう少し怠け者じゃなく、がんばることができればよいのに」と考えているようです。このため、自信を自分自身の中につなぎとめておくことができません。反抗的で問題行動を起こしている、いわゆる「やんちゃ」な生徒にも、ゆっくり話をしていくと同じようなストーリーが見えてくることが多いと感じています。

つまり、問題を自分の中に内在化してしまい、自分自身の一部として、問題を位置づけてしまうのです。ここでもっとも重要な点は、この内在化された問題の視点からものごとを考えることによって、私たちがとることのできる方向性の幅がかなり制約されてしまうことです。

そこで、問題を個人の内面に位置づけてしまう過程を理解した上で、問題を外在化する方法について述べていきます。

まず、自分の一部となってしまっている問題を切り離し、その問題自体をしっかりと見つめることができるようにします。問題の外在化とは、問題の実体化や問題の擬人化をしていくことでもあります。そしてこの問題に対して、固有の名称を与えます。初期の段階では、名称を固定化することを急ぐ必要はありません。いくつかの名称を試しながら、話を続けると、ある程度のところで安定してくることが多いでしょう。また、この名称は、相談に来た人自身の用語を用いるようにします。それは、この外在化された問題に関して、当事者が実感として持っている名称を用いるほうが、ずっと具体的に問題をとらえることができますし、自分の人生に対しての影響をしっかり見ることができるようになるからです。マイケル・ホワイトは、「経験に近い描写」（White, 2007）を使うべきであると話しています。

問題を外在化する会話の例

ここで、問題を外在化していく会話の例を示します。次郎くんは中学生で、宿題をとても大変に感じています。そのため、先生からたびたび怒られています。外在化している部分は、括弧でくってわかりやすいようにしています。

次郎くん：宿題ができないんです。毎日、夜十二時までかかっても、何をしていいのかわからないときもあるし……。できても、それでいいのかどうか全然わからないんです。みんなは普通にできているのに、僕だけダメなんです。

カウンセラー：なるほど。「宿題ができないこと」は、あなたがダメであると思わせてしまうのですね？

次郎くん：はい。

カウンセラー：「宿題ができないこと」があなたの人生に入り込んでしまったのは、いつ頃のことなんでしょうか？

次郎くん：よくわからないです。

カウンセラー：たとえば、小学校低学年の頃には、「宿題ができないこと」があったのでしょうか？

次郎くん：いいえ、ないと思います。それなら、中学校に入ってからかも……。

カウンセラー：「宿題」って、次郎くんにとっては、どのようなものなのでしょうか？ どのような影響をあなたに与えるのでしょうか？

次郎くん：よくわかりません。

カウンセラー：私の質問が少し変わっているので、答えにくいかも知れませんね。ええと、「宿題ができないこと」が入り込んでいなかったときには、次郎くんは自分のことを違ったように思えていたのでしょうか？

次郎くん：学校が楽しかったです。もう学校に行きたくないんです。

カウンセラー：「宿題」は、学校に行きたくないという気持ちを起こさせているのですね。
次郎くん：はい。
カウンセラー：「自分はダメ」という気持ちと、「宿題」は密接に関係していると考えてもいいのでしょうか？
次郎くん：ええ、たぶん。
カウンセラー：なぜ私がこのように聞くのかというと、私は、次郎くんが「自分がダメ」だとは思いたくもないだろうし、「学校に行かなくてもいい」と思っているとは、感じられないのです。「何か」があなたにこのように考えるよう仕向けているのではないかと考えていたのです。
次郎くん：（じっと話を聞いている）
カウンセラー：「宿題ができないこと」について、もう少し聞かせてください。「宿題ができないこと」は、ほかにどんな影響をつくり出しているのですか？
次郎くん：ええと、部活に行けないです。
カウンセラー：部活に？
次郎くん：（うなずき）宿題を放課後しないといけないので……。顧問の先生の方針で、勉強もしっかりしないといけないんです。
カウンセラー：なるほど。「部活に行けなくなること」は、次郎くんにとって、どのようなことなんですか？
次郎くん：つらいです。もうすぐ大会も近いし、ほかの人に迷惑もかけるから……。
カウンセラー：そうなんですね。「部活に行かないこと」は、次郎くんのためになりそうですか？

次郎くん：部活に出ないと迷惑になるので、宿題をしようとするんですが……。
カウンセラー：「宿題ができないこと」に変化はなさそうですね？
次郎くん：（うなずく）
カウンセラー：ところで、「宿題」にもいろいろとあると思いますが、どのような宿題が、特に「自分はダメ」ということに結びついていくのですか？
次郎くん：（しばらく考えて）プリントと漢字の書き取りはいいのです……、でも、日記とか、宅習がどうやっていいのか……。
カウンセラー：なるほど。宿題といっても、「日記」とか「宅習」とかが特に問題となっているのですね？宿題という一般的な名前よりも、このような宿題だけをどのように呼んだらいいでしょうか？
次郎くん：（考えているようではあるが、言葉が出てこない）
カウンセラー：難しく考えないでいいと思うのですが、「自分をダメだと」思わさせているのを「宿題」という大きな名前ではなく、そうですね、「宅習や日記」と呼んでもいいでしょうか？
次郎くん：あの……、自由研究も苦手なので……。
カウンセラー：なるほど。「自由度の高い宿題」とでも呼びますか？（笑）
次郎くん：はい。
カウンセラー：では、今はそのように呼んでおきましょうね。何かまた思いついたら、一緒に考えましょう。でも、「自由度の高い宿題」ならもっと自由であればいいのにね？そうすれば、悩まなくてもいいかな？

次郎くん：はい。そうですね（笑い）

カウンセラー：「本当に自由な宿題」なら何かしてみたいこともありますか？

例に示したように、問題を外在化しながら、その問題が引き起こしている影響を見ていきます。同時に、その問題に付随してくるものを見極めていきます。そして、問題の適切なサイズを判断していくようにします。この場合であれば、「宿題」全般の問題から、特定の宿題の問題として認識されていっています。問題を示す名称は多くの場合、それが、常にどんなところでも存在するかのような印象を与えるときがあります。また私たちの日々の言葉遣いもそのような方向性を持ちます。たとえば、「次郎は、『ぜんぜん』宿題をやってこない」とか、「次郎は、『まったく』なっていない」というようなものです。そのため、私たちが取り組む問題の大きさというものは、日常ありふれた用語を使ってしまうと、それが持つ力に圧倒されてしまうのです。そのようなときには、例にあるように問題の影響力を見ていき、その問題がその人の人生において限定された領域でしか、その力をふるっていないということを理解していきます。その問題の影響力が強大であるとき、たとえば、人の死にかかわるようなときでさえ、その大きさを確認する必要性が生まれる場面は必ずあります。

問題を外在化して話をしていくことは、その話し合いの途中でも相手に緊張を強いる度合いを下げることができると考えています。うまくいくときには、相手の気持ちがリラックスしていくのが感じられますし、問題が引き起こしている状況についてインタビューしやすくなります。ここで、インタビューという言葉を用いましたが、ナラティヴの外在化する会話法のイメージは、外在化された問題がどのような存在なのかについて、インタビューしていくものであると言っていいでしょう。英語の文献では、ナラティヴ的な質問を用いて、クライアントからストーリーを引き出していくことを、「インタビュー」すると表現されることも稀ではありません。

要約すれば、外在化とは、「人々にとって耐えがたい問題を、客観化または人格化するように人々を励ます、治療におけるひとつのアプローチである。この過程において、問題は分離した単位となり、問題とみなされていた人や人間関係の外側に位置することとなる。問題は、人々や人間関係の比較的固定された特徴と同様に生来のものと考えられているが、その固有性から解き放たれ、限定された意味を失っていく」（White & Epston, 1991）のです。

そして、外在化によって、「1．誰が問題に対して責任があるのかという論争も含め、人々の間の非生産的な葛藤を少なくし、2．問題解決の試みにもかかわらず存続する問題のために、多くの人々がもつに至った不全感を帳消しにし、3．問題に対して一致団結して立ち向かい、人々やその人間に対する問題の影響から身を引けるような方法を示し、4．人々が、問題やその影響から、彼らの人生との人間関係を取り戻す、新しい可能性を開き、5．『恐ろしくシリアスな』問題に対する、ライト感覚でより有効な、それでいて、さほど緊張しなくてすむアプローチを取る自由を与え、6．問題に対しては、モノローグ（独話）よりもダイアローグ（対話）を提供する」（White & Epston, 1991）のです。

この技法で有名な例として、マイケル・ホワイトとデイヴィッド・エプストン（White & Epston, 1991）が紹介している「ずるがしこいプー」の話があります。この話は、遺糞《いふん》に悩まされているニック（6歳）と、自分が「ずるがしこいプー」に苦しめられているという外在化された会話において、どのようにこの「ずるがしこいプー」に抵抗していこうか、という会話をカウンセリングに持ち込んでいる例です。この話を十分理解する上で必要なことは、「プー」とはニックがまったく別の文脈から持ち込んだ名前ではなく、幼児語の「うんち（Poo）」に由来しています。余談ですが、くまのプーさん（Winnie the Pooh）とは、Wee-Wee（おしっこ）とかPoo（うんち）などという言葉の響きをその裏に隠した名前です。英語圏の子どもたちはくまさんを「Pooh」と呼ぶ度に、その裏に潜む音と意味を楽しんでいるのでしょう。

一方で、このケースが有名になるにつれて、何が外在化されて何が外在化されないのか、外在化されたものにどのような名前をつけていくのか、という議論も生まれることになりました。ナラティヴ・アプローチを実践しているカウンセラーがよく聞かれるのは、「では、何を外在化するのでしょうか？」という質問です。そこで、問題を外在化するフェーズ（段階）から、外在化された言語的なパターンを基調とする「外在化する会話法」に焦点が移行していきました。つまり、ナラティヴ・アプローチの治療的会話の中では、あるひとつの問題が特例的に外在化されるのではなく、最初の段階から外在化する会話法を始めていくのです。たとえば、カウンセリングの初期段階から「『何が』あなたをここに連れてきたのですか？」「あなたに『苦難を与えているもの』は、どのようなものですか？」というような外在化された会話のモードでカウンセリングが開始されることが多くなっています。

その後、会話が進むにつれて、クライアントが使う言葉に耳を澄ませながら、その言葉を外在化していくと、特定の言葉が繰り返し使われたり、強調されたりするようになってきます。この特定の言葉は、ひとつだけとは限らず、複数の言葉が残ってくることも当然あります。また、会話の最中にこのような言葉を引き出していくために、クライアントに名称を確認することもたびたびあります。たとえば、「今宿題で苦しんでいるということですが、その苦しみを何と呼びますか？」とか、「それを『自由度の高い宿題』と呼んでもいいでしょうか？」などのように、カウンセラーとクライアントの間で共有される言葉をつくり上げていきます。このような言葉の理解の様式は、一般的な理解に合わせる必要はないこともここで伝えておきます。

まとめ

問題の手口は、それがすべての領域においても有効であるとする考え方を広めることです。そこで、ナラティヴ・セラピストは、その「問題」の実体を見ていくようにします。ここで述べたように「宿題をしない」という非常に一般化された表現では、すべての宿題が全滅であるかのような印象を与えます。また、その苦手さを乗り越え、大変な思いをして宿題をしてきても、その人のイメージに何らかの変更がもたらされることはないでしょう。たとえば、「この調子で明日もやってこいよ」と。子どもの話を聞いていくと、夜遅くまで起きて、何とか仕上げたこともあったという挿話を聞き出すことは、それほど大変ではありません。そのようなときに、「よくやってきた」の一言もなしに、「明日も」と言われたときのダメージは容易に想像できます。

宿題について、教職経験者にいろいろと尋ねたことがあります。定年退職した教員に、現役で若い頃、宿題をどのように扱っていたのかと聞いたところ、ある人ははっきりと「宿題はその子のことなので、やってくればほめるし、やらなければ、特に取り立てることはなかった」と言ってくれました。今のように宿題に目くじら立てて、やってこなかった人に対して怒るようなことはあまりなかったそうです。現職の教職員は、宿題というものの扱いについて、どのような歴史的変遷を経てきているのかについても、理解しておく必要があるでしょう。

今、宿題のディスコースは私たちに、「やれば誰でもできるはずで、やらないのは、その子の努力が足りなかったり、家庭教育力が不足しているからである」という理解をもたらします。学校で十分理解できたことを、宿題をすることによって復習し、その理解の定着度を向上させるという側面に関しては、正統性があると感じられます。しかし、宿題によって（学習塾も同じですが）、友人同士で遊ぶ時間が削られ、社交性が育たないという側面はないがしろにされます。たとえば、職場でも、近所づきあいでも、勉強の成績はその場でうまく楽しくやることには、ほとんど無関係です。逆に、勉強ができても、人とのやりとりをうまくこなせないと、その職場に存続することさえ危ぶまれてしまうのです。そのため、自分の子どもの将来を考えれば、正社員として雇用される確率は6割程度しかない大学のために、せっせと勉強だけに時間を割くよりも、しっかり遊び、人間関係をしっかりと作れるための時間をとるほうが、現実的だと常々思っています。

また、学校で、特別支援を受けている子どもの実数は、支援が必要とされている子どもの推計よりも、かなり少ないのが現状です。そのため、学校の授業で、その生徒の立場からの理解をもたらすための時間を十分とってもらえず、未消化に終わってしまっている子どもは相当数になります。大体、専門家である教員が説明して、ピンと来ないのであれば、独力で理解するのは難しく、よって、宿題もできないであろうという図式は、何の違和感もなしに理解できるでしょう。

さらに日記や作文のように、何を書いたらいいのかぜんぜん思い浮かばない人もいるのです。逆に、紙面が足りないかのように、決められた範囲に所狭しと、文字を連ねる人もいます。子どもの成長はそれぞれであり、得意不得意があるのだという理解さえ、どこかにいってしまったと思わされる場面に遭遇するときもあります。

成長するために非常に大切な友人との交わりの時間である昼休みとか部活を、宿題をさせるために居残りをさせるというのを聞くとき、大変残念な気持ちになります。

影響相対化質問法

影響相対化質問法とは

問題を外在化することによって、問題に苦しんでいる人との関係が明らかになりました。その関係を詳細に調べ、問題の大きさを把握していくことによって、問題への対応や対処にどのような可能性があるかを見ることができます。

この部分は、ナラティヴ・セラピーをどのように実践するかという点において、筆者が一番初めに取り組んだところです。「ナラティヴ・セラピーとは何か？」という端的な質問は、ナラティヴ・セラピーのように多様な側面を持つものに対して、答えにくさが常に伴います。どの切り口から伝えていったら理解してもらえるのか、判断が難しいからです。さまざまな側面が相互に関連しているため、ある側面を説明するためには、別の側面を参照する必要があり、その別の側面もまた別の側面と関係しているのです。

ただし、「ナラティヴ・セラピーは、最初はどのように入っていけばいいのだろうか？」という質問に対しては、「外在化された対象に対して、影響相対化質問法を使っていく」という答えが筆者の中で用意できています。

マイケル・ホワイトは、「質問していく過程―言葉の真価を利用した治療？」(White, 1989) という論文の中で、影響相対化質問法を最初に発表しています。ここでは、『物語という家族』の中で用いられている説明を引用します。

影響相対化質問法はふたつの質問群から成り立っている。ひとつは，人々の人生と人間関係に対する問題の影響をマップするよう彼らを励ますものであり，もうひとつは，問題の「存続」に対する彼ら自身の影響をマップするよう援助するものである。人々の人生と人間関係に対する問題の影響を振り返るように誘い込むことにより，影響相対化質問法は，彼らが，問題に対する自分たちの影響に気づき，描写することを援助する。これは，固定的で静止した世界，つまり，人々や人間関係に問題が内在している世界から，経験の世界，変化のある世界へ人々を連れ出していく。この世界でこそ，人々は肯定的な行動の新しい可能性や自由に行動する新しい機会を見出すのである。（White & Epston, 1991）。

「影響相対化質問法」ですが，どのようなものかというのは，この言葉ほど難しくありません。まず前半で，外在化された対象である問題が，どの程度，どの範囲で，どれぐらいの期間，その人の人生や生活に影響を与えているのかを見ていきます。これを成し遂げるための質問は，「この『問題』は，あなたの人生にどのような影響を与えてしまったのでしょうか?」という形式に代表されるでしょう。つまり，さまざまな角度から問題の影響を見ていき，その実像をしっかりとさせるというものです。その人の人生における「問題」の歴史を見ていくのです。ジョン・ウィンズレイドとジェラルド・モンクは，このときに三つの視点（問題の長さ，幅，深さ）から見ていくことの有効性を論じています（Winslade & Monk, 1999）。

これは，外在化された対象からもたらされたという言葉遣いによって行われますので，相談に来た人が責められるという感覚を強くすることなく，成し遂げられます。この質問は，外在化する会話法の基本であると言ってもいいでしょう。

この影響を「十分に」描写することは，その問題がたとえ強大なものだとしても，その実体を見ていくということです。人は、その問題があまりにも大きいので、自分の人生や生活をすべて飲み込んでしまったと考えてしまいがちです。そのため、そのような解釈から出てくる説明は、非常に表面的なものとなりがちです。つまり、自由に語ってもらっても、「もうダメです」「私なんか」「何もできないんです」というような描写のものにしかならないという可能性です。このような表現を、「ひとくくりにしてしまう描写」（Monk *et al.*, 1997）と呼びます。どんなに大変な問題でも、その影響の範囲は有限です。つまり「十分な描写」は、問題の影響の大きさを描写してしまいますが、同時にその限界も提示することができます。この限界が、次のもう一方の質問につながっていきます。

影響相対化質問法の会話の例

ここで、「描写」という言葉を使いましたが、英語圏ではこのことをマッピングといいます。問題のマップ、つまり問題の影響図を書いていくことになります。

たとえば、「リスカ（リストカット）」が生活の中に入り込んでしまったある女子生徒との面談を考えてみましょう。

「リスカ」という名称を白紙の中央に書き込みます。簡単なシンボルや絵で示すこともできるでしょう。この「リスカ」が影響をもたらしているものを、その周りに書き込んでいきます。このことによって、「リスカ」という問題の影響図が示されるということになります。その際に、粘り強く、詳細に聞いていくことによって、「リスカ」の全体図が見えるわけです。この過程は、一見厳しそうに見えますが、「リスカをやめる、やめない」の議論に巻き込まれてしまった人にとっては、この過程は、今まで誰にも話すことができなかった領域を、やっと聞いてくれるという人に巡り会ったという気持ちが生まれることにもつながります。

それではこのときの会話のやりとりを示していきましょう。

ある高等学校の教員が、生徒の春子さんがリスカをしていることを見つけました。そのため、春子さんがカウンセリングを受けることになりました。

このカウンセリングに先立ち、この教員とどのように対応したらいいのかについても調整しました。教員としては、何とかして春子さんをカウンセリングにつなげたいという希望を持っていました。私は、「リスカ」という問題のために責められることはないと伝えてほしいし、合わないようであれば途中でやめることもできる、また必要であれば、信頼して「リスカ」のことを打ち明けた教員も同席することができる旨を伝えて、カウンセリングを勧めてほしいと伝えました。

カウンセリングの当日、春子さんはこの教員に付き添われてやって来ました。相談室の中に誘うときに、同伴してきた教員の存在は、春子さんにとって助けになるのかどうかを確認しました。この質問は、教員がいないところでするようにしています。

カウンセラー：こんにちは。スクール・カウンセラーの国重です。初めまして。春子さんですね？　先生から概略をお聞きしています。今日のカウンセリングですが、基本的には春子さんと一対一の面談となりますが、それでは、不安が強かったりする場合には、先生も一緒に同席してもらうことができます。いかがいたしましょうか？

春子さん：（この質問にどう答えていいのかわからない様子）

カウンセラー：これは、私が決めることではなく、春子さんの気持ちで決めてもらってかまいません。

春子さん：（しばらくためらいながらも、小さな声で）先生も一緒にいたほうが……。

カウンセラー：了解しました。そのように先生に伝えてきますね。

カウンセリングを行う際に、筆者は一対一でなければいけないとは考えません。当然、虐待的な保護者やパートナーがその場にいることは、会話の抑制として働いてしまいますし、クライアントへの安全性の問題があります。このことが前提としてある場合には、筆者が同席を積極的に設定することはないでしょう。このような状況においても同席が必要とされるのは、調停・仲裁という文脈で扱われるときです。

安心できる人が隣にいるのは、初回の面談から大きな意味を持つことがあります。特に自ら話をしたくて来ているような人ではない場合、または、何とか筆者の前に来たものの、人と話すことが相当につらい状態にある場合など、カウンセリングの大きな起点となると感じています。

家族以外の人と話すことができなくなってしまった女性との面談については、別項で論じますが（199ページ）、セッションに同席してくれた母親の存在抜きに、心理面談が進展することは相当難しかったであろうと考えています。ナラティヴ・セラピーの観点からは、このことは、「関心を分かち合うコミュニティ」という文脈で理解できます。

問題からの影響を探る

さて、影響相対化質問法に戻ります。春子さんと教員が同じソファーに座り、筆者がその前に座っています。導入のやりとりをすでに終わらせたところから、この会話が続きます。

カウンセラー：少し先生からお聞きしたのですが、ほかの人からの話だと、ニュアンスとか意味が違ってきますので、直接本人からお聞きしたいと思っています。最初からお聞きしていいでしょうか？
春子さん：（うなずく）
カウンセラー：「リスカ」が春子さんの人生に入り込んでしまったとお聞きしました。これはどのようにして入り込んでしまったのか、少し教えてもらえないですか？
春子さん：（小さな声で）よくわかりません。
カウンセラー：そうかもしれないですね。理由もわからずに、気づいたら「リスカ」がそこにいるようなものかもしれないですね。
春子さん：（じっとこちらを見ている）
カウンセラー：それでも、もう少しお聞きしてもいいですか？
春子さん：（うなずく）
カウンセラー：「リスカ」が生活に入り込んでしまったのは、いつ頃からなんでしょうか？
春子さん：3カ月ぐらい前かな……。
カウンセラー：そのときに「リスカ」を後押ししてしまったようなことがあったのでしょうか？　何が「リスカ」を大きくしてしまったのですか？
春子さん：（しばらく間があってから）母親に怒られたからだと思います。
カウンセラー：「リスカ」は、あなたが母親に怒られたときに乗じて入り込んできたのですね？
春子さん：（私の表現に違和感があるのか、あまり反応がない）

カウンセラー：「リスカ」は、お母さんが怒るときに、その存在が大きくなってしまうのでしょうか？
春子さん：（一応うなずいてくれる）
カウンセラー：ところで、「リスカ」は、あなたに何をもたらしてくれるのでしょうか？
春子さん：ほっとするんです。
カウンセラー：なるほど。「リスカ」によって、「ほっとするという感覚」がもたらされるのですね？
春子さん：（うなずく）
カウンセラー：ほかにはありますか？
春子さん：痛みで、つらいのを忘れようとか。誰かが言っているようなことですけど、「自分の存在を確かめるため」とか。
カウンセラー：この誰かが言っていることは、春子さんにもあてはまりそうですか？
春子さん：その「誰かが言っているようなこと」にはあてはまらないかもです。まだそこまでいってないと思うので……。
カウンセラー：今はどの程度「リスカ」が日常生活の中であるのですか？
春子さん：どれぐらいしているかと言うことですか？
カウンセラー：はい。
春子さん：大体、週に二日ぐらいかな。（隣の先生をちらっと見ます。先生に伝えたことと違っている可能性を考えたりしていますが、深追いしない）
カウンセラー：週の残りの日は、「リスカ」がいない状態なのですね？
春子さん：我慢しています。

カウンセラー：なるほど。何とかしないように努力しているのですね？
春子さん：はい。
カウンセラー：それでは、どのようにして「リスカ」は、その「我慢」を突破してくるのですか？　何か「リスカ」の後押しをしてしまうようなことはあるのでしょうか？
春子さん：あの、友だちとうまくいかないと、どうしようもなくなってしまうんです。
カウンセラー：なるほど。それでは、「リスカ」は、「ほっとするという感覚」をあなたにもたらしてくれると言うことですが、ほかにどのような影響をもたらしていますか？
春子さん：（うまく答えられない）
カウンセラー：ええと、「リスカ」によって、春子さんの自分に対する考え方、人間関係、学校生活に何か変化が出てきていないでしょうか？
春子さん：あ、母親に怒られました。
カウンセラー：「リスカ」のことは、母親をどのようにしてしまったのですか？
春子さん：それは、もう半狂乱でした。
カウンセラー：そのような反応は、「リスカ」をもっと強いものにしてしまうのでしょうか？
春子さん：はい。親子の縁を切るとまで言われました。
カウンセラー：なるほど。そんなにまでだったのですね。ほかにありますか？
春子さん：家に帰りにくいことかな。前もそうでしたけど。
カウンセラー：なるほど。「リスカ」は、家族関係を悪化させてしまったとも言えるのでしょうか？
春子さん：うーん。前からあまりよくなかったので。

カウンセラー：なるほど。自分自身に対しては、どうでしょうか？　「リスカ」が何か残しているものはありますか？

春子さん：やっぱり私はダメだなって。我慢できないし。

カウンセラー：「リスカ」は、「自分はダメ」だと思わせるのですね？

春子さん：はい。

カウンセラー：なるほど。「リスカ」は「ほっとするという感覚」も提供してくれますが、よい側面ばかりではないようですね？

春子さん：私だって、できればしたくないです。

カウンセラー：そうですよね。しっかりと「リスカ」のことを理解しておきたいのですが、ほかに「リスカ」からの影響はありますか？

春子さん：(しばらく考えて)よくわかりません。

カウンセラー：わかりました。また思いついたら教えてください。

このようなやりとりから、「リスカ」というものの状況が見えてきます。もっと多弁に話をしてくれる人であれば、さらに多くの事柄が出てくるでしょう。友人関係のこと、教員との関係のことなどです。ある程度しっかりと聞いていく必要があるところですので、促しても本人から出てこないというところまで聞くようにしています。後日語り足りないところがあれば、先ほど説明した問題の影響図に追加していくこともできます。

子どもとのやりとりで、最初から問題の影響について、いろいろな側面から十分に語ることは難しいと感じていますし、また、最初からそれを狙うべきではないと考えています。カウンセラーとの人間関係が安定してから、または、話が熟してから出てくるような話題もあるでしょう。そのため、この時点で「リスカ」からの影響をほかには思いつかないからといって、すべて出尽くしたと思う必要はありません。

問題に対する影響力を探る

さて、この質問法における後半の質問に移ります。このステップですが、前後関係があるものとして説明していますが、不可逆的なものであると理解する必要はありません。必要であれば、行きつ戻りつを繰り返すことになります。

この質問は、その人が問題に対して、どのように抵抗できているのか、どのように逃れていることができているのかなど、いかに影響を与えられているかを探索していきます。つまり、その人が自分なりに成し遂げてきた出来事、それに伴う能力、資質を見ていくことになります。また、そのことがらに重要な人間関係も見ていきます。問題に乗っ取られそうになっている人から、それほど簡単にはこちら側の側面が出てくることはありません。これは、前半に比べて成し遂げるのが難しい（White, 1989）ため、ほんの些細なことに見えることから始めていきます。

このような糸口を、ホワイトとエプストンは「ユニークな結果」（White & Epston, 1991）と呼び、ソルーションフォーカスド・アプローチでは「例外」（Berg & Miller, 1992）と呼びます。ユニークな結果と例外の違いについては、スティーブン・ギリガンとリース・プリンスが編集した『治療的会話（Therapeutic conversations）』（Gilligan & Price, 1993）の中で、ホワイトとディ・シェイザーが自ら論じていて、それはそれで大変興味深いのですが、臨床上はそれほど意識しないで使うことができます。

この後半に移行する際の重要な質問は、「今までどのようにしてこの困難を乗り越えてきたのでしょうか？」「今までこの問題にうまく対処できたようなときはありましたか？」「この問題を小さくしてしまうようなことを何か思いつくでしょうか？」というようなものとなります。その場での会話の成り行きによって、言葉の表現方法に変更を加える必要はあるでしょうが、要点としては、クライアントが、その問題にどう対応してきたのかという挿話を引き出したいのです。

「問題」は、問題にとって不都合なことを隠そうとします。そのため、私たちの前に提示された物語には、語られていない章が必ず存在しているのです。これは、クライアント自身が私たちに話したくないことがある、という意味ではありません。それよりも、問題を持っている人が、その話をするのはふさわしくないという判断であったり、カウンセリングの場で、そんな話をすべきなのかわからなかったりすることもあるでしょう。

ところが一番重要な側面は、問題のために、その人自身が自分の力や、資質を忘れてしまっている可能性があることです。質問をして、いろいろと挿話を引き出していくと、話を聞いているカウンセラーの実感としても、「そのようなことができる人なのですね！」と返せるときがあります。そうすると、「ええ、そうですね。そんなこともありました」と、自分のことながら、今気づいたように話をしてくれることがあります。問題による大きな影響下では、その人をめぐる物語のレパートリーはだんだん少なくなり、「薄い描写」となっていくのです。ナラティヴ・セラピーは、人とは、このような薄い描写だけに留まる人はいないという信念を基盤としています。もっと豊富な挿話に基づき、「豊かな描写」とする必要があるのです。そして、その描写は、「問題の存続のため」にあるものではなく、その人の将来の可能性を示唆するような形で、描かれる必要があります。

このような側面に焦点を当てていくことが、影響相対化質問法の後半となります。先ほどの会話の続きを見ていくことにしましょう。

カウンセラー：「リスカ」がいろいろな影響を人生にもたらしていることをお聞きしましたが、ここで少し別の方面から話をお聞きしてもいいでしょうか？

春子さん：はい。

カウンセラー：今まで、「リスカ」にどのように対応してきたのですか？

春子さん：（しばらく考えてから）ええと、できるだけしないように我慢しているだけです。

カウンセラー：「我慢している」ということですが、もう少し詳しく教えてもらえませんか？

春子さん：ええ（うなずいたものの、どのように答えていいのかわからない様子）

カウンセラー：ええと、我慢するという考えはどこから来るのですか？　だって、「リスカ」は大変なときに、「ほっとする気持ち」をくれるでしょう？　今の春子さんには、必要なものという考えもあるのではないのかなと思ったりしたんです。

春子さん：だって、やっぱりしちゃいけないことだし、自分でもやってはいけないことだと思うんです。

カウンセラー：「リスカ」がいかに「ほっとする気持ち」をくれるといっても、「リスカ」に全面的に賛同しているのではないのですね？

春子さん：はい。

カウンセラー：それでは、「リスカ」を今後どのようにしていきたいという思いがあるのでしょうか？

春子さん：やめたい気持ちはあります。
カウンセラー：「リスカ」をやめたいという気持ちがあるのですね？
春子さん：（うなずく）
カウンセラー：それでは、「我慢すること」は、どの程度できている状態なんですか？
春子さん：なかなかできないです。イライラしてくると、したくなるんです。
カウンセラー：「リスカ」は「イライラ」とともに来るのですね。一週間の期間で考えると、我慢することはどの程度うまくいっていますか？
春子さん：大体は大丈夫なんです。ただ、何かあったりすると、イライラするので、そんなときにしたくなります。
カウンセラー：その「イライラ」は、何がつくり出してしまうんですか？
春子さん：なんか友だちとうまくいかないんです。私は一生懸命しているのに、なぜか文句を言われたりするので……。
カウンセラー：なるほど、「イライラ」は友だち関係を通じてやってくるという感じですね。それでは、「我慢すること」は、自分ひとりのときには、それなりにうまくいくということですか？
春子さん：（否定もできないし、肯定もできない様子）
カウンセラー：はっきりとは言えない感じですかね？
春子さん：はい。
カウンセラー：それでは、少し質問を変えさせてください。

春子さん：はい。
カウンセラー：「我慢すること」ですが、どのようなことが春子さんを助けてくれますか？
春子さん：（しばらくの沈黙後に）友だちとうまくいけばいいと思うのです。
カウンセラー：なるほど、今春子さんの生活において、友だち関係というのは非常に大きな要素なのですね？
春子さん：はい。
カウンセラー：もう少ししっかりと、春子さんの友だち関係をお聞きしておいたほうがよいと思いますが、このまま「リスカ」の話を続けてもいいでしょうか？
春子さん：はい。
カウンセラー：「リスカ」を寄せつけないようにするために、何か工夫されてきたのですか？
春子さん：工夫ですか？
カウンセラー：はい。リスカが来ないようにするために、何かしていることがありますか？
春子さん：ひとりになって、本を読んでいたり、音楽を聴いたりします。
カウンセラー：本や音楽が好きなのですね？　どのような本を読むんですか？
春子さん：手当たり次第かも……。
カウンセラー：いろいろなジャンルを読みたいという方なのですね？
春子さん：（うなずく）
カウンセラー：ほかにリスカにとってよくないこと、つまり、リスカをしなくてもすむような工夫がありますか？

春子さん：（しばらく考えてから）図書館にいることですかね。あと、メールしている人がいるんです。

カウンセラー：図書館は「リスカ」が入り込みにくいところなんですね。その人とメールのやりとりをすることは、春子さんにとってどのようなことなんですか？

春子さん：結構何でも話せるんです。リスカとか友だちのこととかも……。

カウンセラー：なるほど。理解してくれるのですか？

春子さん：はい。

カウンセラー：ほかには何かありますか？

春子さん：（もう出てこない様子）

カウンセラー：もう出てこない感じですね。それでは、今まで春子さんが「リスカ」が来ないようにしてきたこととは、図書館を利用したり、本を読んだり、メールをしたりすることですね。あ、それから、音楽を聴くことですね？

春子さん：はい。

カウンセラー：このようなことはある程度、効果があったと考えてもいいのでしょうか？

春子さん：（しばらく考えて）ダメなときはダメですけど……。

カウンセラー：まあ、そうですよね。それでも、助けになってくれている部分もありそうですか？

春子さん：はい。

カウンセラー：今までお聞きしてきたのですが、春子さんがこのように「リスカ」に対抗していくために、相当な努力をしている人であると理解してもいいのでしょうか？

春子さん：うまくいっていないですけど……。

カウンセラー：なるほど。現時点では、向こうが優勢なときがありますね。

春子さん：はい。

カウンセラー：それでは、今春子さんは、「リスカ」に対して、どのような状態にあると表現できるでしょうか？　または、どのような姿勢を示すことができている状態にあると表現できますか？

春子さん：やめようと思っているだけです。それも、よくわからなくなりますけど……。

カウンセラー：なるほど。それでは、現時点では、春子さんは、「リスカ」をやめようと思っている人であると……。

春子さん：思っているだけですけど……。

カウンセラー：少なくとも、春子さんは「自分が好きでやっているということではない」と、私が理解してもいいのでしょうか？

春子さん：はい。

少しずつですが、春子さんが「リスカをする人」という描写から別の描写に移れるものなのか確認しながら、会話を進めていきます。この時点での過程は、「間を広げる」（Freedman & Comb, 1996）というものであり、別の描写を押しつけるというものではありません。また、オルタナティヴ・ストーリーが出現しているというような状態ではないからです。そこで、ある描写を提案し、相手とその描写について検討や、調整を加えるということになります。ここでは、私は「相当な努力をしている人」という表現を提案していますが、春子さんは、しっくり来ないと感じていると考えることができます。そこで、「自分が好きでやっていることではない」という別の表現も加えていきます。

このような過程において、筆者が提案する描写に価値観や意味づけが含まれていることに気づいているのは重要です。筆者は、直接的にではないものの、春子さんが「相当な努力」をしているとみなしているからこそ、春子さんは「相当な努力をしている人」という表現を使ったのであると理解される可能性があります。また、本を読んだり、音楽を聴いていくことについても、「リスカに抵抗するための手段」として表現されています。この何気ない表現でさえ、「現実逃避」「逃げ」という文脈で理解されてしまう可能性を軽減し、自分のしていることに対して、積極的な意味づけをもたらす可能性があるとみなすことができます。

つまり、こちらの言葉の選択が、春子さんの理解や考え方に影響を与えることがあるのです。そして、本人が自分自身の行為を振り返るときに、積極的意味づけをもたらす描写に、少しでも照らし合わせる可能性を考えていきたいのです。ここでは、「自分は努力している」という理解の下に、本を読んだり、メールをしたり、音楽を聴けるようになる可能性を考えていきたいということです。これは、「そのようなことを努力していることとみなしていいのでしょうか?」という質問で、より意識的なものとすることもできるでしょう。

カウンセリングを継続していると、クライアントが「あのときに私のしていることを認めてくれたので助かりました」と報告してくれることが時々、あります。それは、筆者の発語を振り返っても、「認めました」といっているわけではなく、ただ「そうですよね」とうなずいているだけのときもあります。それでもクライアントは、私たちの発語の意味を、肯定と受け取ってくれるのです。そのため、こちらの提案を伝えるときに、「(あなたは)そのように考えてみてもいいのではないですか?」という形式を取るのではなく、今までの話を聞いて「私は○○と理解したのですが、どう思いますか?」という形式を用いることにしています。

この表現によって、こちらの提案を受け取れないときにも、「そう考えることができない人」と位置づけてしまうのを避けることができるからです。また、自分をどのようにみなすかについての選択肢を、クライアントに提供することもできるのです。

この形式は、「私という第三者の視点」を提供することになります。マイケル・ホワイトの質問形式のひとつに、「ユニークな再描写の質問」(White, 1989) というものがあります。この質問の中に「このことは私があなたを描いているイメージをどのように変えたと思いますか?」「このことは、いいと思えるあなた方の関係について、何を私に語っていると思いますか?」などというような、他者の視点を本人の理解に組み入れようとするものがあります。この形式は、そのような質問のエッセンスを取り入れようとする筆者の試みです。

この質問の背景には、私たちの理解様式は、他者との関係、または社会との関係によってもたらされるものであるという、社会構成主義者の理論的な視点があります。私たちは、人が認めてくれる可能性を感じ取るとき、自分たち自身への理解を変えていくことが容易になるからです。

まとめ

この会話のやりとりにおける筆者の言葉の選択は、本当のところ、クライアントにどのような影響を与えるのでしょうか? これは、相手が相手の文脈で理解することにも依存しますので、自分の解釈だけで判断してはいけない質問です。そのため、終始クライアントの理解様式を確認する作業を組み入れていくことが必要となります。ナラティヴ・セラピストとして、自分たちの言葉の選択によってもたらされる影響に対して、絶えず注意を向け、その可能性を高めていくということです。心理療法において、クライアントとの関係性の確保、維持、そして、クライアントの変化をもたらす確率を、このような点から高めていきたいと考えているところです。

カウンセラー：今日は初回にもかかわらず、しっかりと話をしていただきありがとうございました。これで全部理解したということではないと思いますので、また話を聞かせてもらってもいいでしょうか？

春子さん：はい。

カウンセラー：今日、話をしてみていかがでしたか？　今、どのような気持ちがあるのかお聞かせ願えればと思いますが……。

春子さん：ここに来て、何を話せばいいのかわからなかったのですが……。

カウンセラー：それでは、予想よりも話せたと自分なりに思えますか？

春子さん：はい。

カウンセラー：それを聞けてよかったです。また、話をさせてください。今日はありがとうございました。

この後ナラティヴ・セラピーでは、相談に来た人を取り巻く描写を豊かなものに変え、どうしたら代わりとなるストーリーが出現できるようになるかについて、取り組んでいくことになります。

問題が社会的に構築されているという視点がある以上、その問題を支えている背景を見つめ、問題の絶対性を崩すような取り組みも、ナラティヴ・セラピーでは行っていきます。これを脱構築といいます。次の項では、この脱構築について説明していきます。

脱構築

脱構築とは

ナラティヴ・セラピーにおける脱構築とは、ジャック・デリダ（Derrida, 1978）やミッシェル・フーコー（Foucault, 1972）のフランス哲学者たちが用いた概念を、心理療法の分野で利用したものです。それは、人が話す物語がどのように成立しているのか、どうしてその意味を持つにいたったかを確認していくということです。そして、特定の物語が、どのような力を持っているのかを明らかにすることでもあります。

これはどのようにして成し遂げるかというと、まずは、「隠された意味、隙間や割れ目、矛盾する物語の存在などに耳を澄ませる」（Monk *et al.*, 1997）のです。それは、その言葉がある意味を持つためには、それが意味しないものを識別できなくてはならないからです（Derrida, 1978）。

たとえば、「私は母親失格ですね」と言うとき、「よい母親像」または「合格点が与えられている母親」がその陰に存在しています。私たちは、いろいろなモデルを想定し、自分と比較し、自分を判断しているのです。「母親として失格である」というストーリーを前にして、どのような事柄から「母親として失格である」という判断をしているのかという点を理解するのも、カウンセリングにおいて重要な点になります。ナラティヴ・セラピーにおいては、それだけに留まらず、そのような判断基準がどこから来ているのか、どのように成立したのか、または、その判断基準は「誰のためのものなのか」ということを明らかにしていきます。

つまり、「当たり前」や「当然」とする考え方に疑問を呈していく姿勢を、ナラティヴ・セラピーでは持つことになります。このような考え方は、「真実」ではなく、社会的に構築されたものだからです。よって、構築されたものは「解体」することもできるはずです。当たり前、当然とする考え方の特徴は、それが例外のないものであると、私たちに迫ってくる点にあります。この社会のどの領域にも適応されるものであるという「思い込み」をもたらします。それは十分に検討された結果ではありません。ただ漠然と本当のことだと思ってしまっているのです。そこで、ナラティヴ・セラピストたちが取り組むのは、そのことをしっかりと見つめていく作業です。どの範囲で、それが有効であるのか、例外にはどのようなものがあるのか、いつからそれが重要視されたのかということを見ていくのです。このときに、その人が特定の支配的なディスコースと、どのような関係性にあるかによって、この内容は異なってきます。そのため、「教育というディスコース」や「宿題というディスコース」を、一般論に沿って「解体」しても、役に立たないかもしれないということにも注意を向けます。「あなたにとって、この当然とする考え方は、どの程度、影響力を持つものなのですか？」という質問が、この立場を表していると考えています。

脱構築された真理は、その絶対性を崩され、多くの見方のひとつにすぎないものとなります。この状態になって初めて、私たちは、この問題を扱えるのです。たとえば、「人と話すのが苦手」という問題を考えてみましょう。社交性があり、誰とでもうまく話せるようになるのは、多くの人をひきつける魅力なのでしょう。そして、それができないとき、自分のふがいなさを嘆くのです。

脱構築する会話の例

このような人を前にして、どのように「脱構築」できるでしょうか？

高校生である三郎くんとの会話で、その過程を示していきます。

カウンセラー：もう少し状況を聞かせてください。
三郎くん：(うなずく)
カウンセラー：「人と話すことが苦手」ということに、悩まされているようですが、どのような状況で特にそれが目立ってくるのですか？
三郎くん：人が多いところではダメですね。あと、知らない人ばかりのところでは、あまり気にしないのですが、知り合いがいそうなところでは、人の目が気になります。
カウンセラー：なるほど。それでは、「人と話すことが苦手」ということは、あまり人が多くないところでは、それほど目立ってこないのでしょうか？
三郎くん：うーん、でも、人が少なくても、話せないときがありますね。
カウンセラー：人が少なくても、「人と話すことが苦手」ということから完全に逃げられるわけではないのですね？
三郎くん：(うなずく)
カウンセラー：今私と話をしていますが、今の状況では、どの程度「人と話すことが苦手」というのがつきまとっているのですか？
三郎くん：今は大丈夫です。
カウンセラー：それは、カウンセラーとして、すこしほっとしました。それでは、「人と話すことが苦手」というのは、状況によってずいぶん変わるようなものなのでしょうか？
三郎くん：そうですね。できるときはできるのですが、ダメなときは全然話せなくなるんです。
カウンセラー：でも、今はどうして、「そこから」逃れられているのですか？

三郎くん：大人の人と話したりするのは大丈夫なんです。同年代と話すのがどうしてもうまくいかなくて。
カウンセラー：ああ、それでは、「人と話すことが苦手」というのは、同年代を相手にしているときに強く出てしまうのですね？
三郎くん：はい。
カウンセラー：なるほど。それで、「人と話すことが苦手ではいけないという考え」があるということですよね？
三郎くん：はい。
カウンセラー：誰とでも話せるようになるのは、私もよいことのような印象を持ちますけど、このようなことは、みんなができるものなんでしょうか？
三郎くん：話すことが苦手な人はほかにもいるとは思いますけど……。
カウンセラー：そうですね。今、「人と話すことが苦手ではいけないという考え方」は、どこから来たのか、考えているのですが……。
三郎くん：(じっと聞いている)
カウンセラー：誰か、「人と話すことが苦手ではいけない」と三郎くんに言ったりしたことがあったのでしょうか？　そうでなければ、どのようにして「人と話すことが苦手ではいけないという考え」が重要となっていったのでしょうか？
三郎くん：周りの人は、普通に話をしているんです。でも、そのようなときに、なんかうまく話せなくて、黙ってしまうんです。

カウンセラー：なるほど。それは、周りの人との比較において、「人と話すことが苦手である」と思われるのですね？

三郎くん：はい。

カウンセラー：そのときに、比較しているのは、どのような人なんでしょうか？　周りのみんなとですか？　それとも特定の人と比較しているのでしょうか？　その比較をするときに、誰を思い浮かべますか？

三郎くん：ああ、特定の人ですね。

カウンセラー：その人は、どのような感じの人なんですか？

三郎くん：勉強もそこそこできるし、冗談も言うし、おもしろいヤツかな……。

カウンセラー：その比較は、とびっきりの人との比較ですか？　それとも、標準的な人との比較ですか？

三郎くん：それは、一番との比較かも……。

カウンセラー：私もこれは例外ではないのですが、自分のことを一番の人と比較するって、公平なことだと思いますか？

三郎くん：それは、思わないです。

カウンセラー：このような比較において、どのようなものであれば、公平なものだと考えることができるでしょうか？

三郎くん：うーん、ちょっとわかりません。

カウンセラー：実は、私は、三郎くんに質問しながら、自分でも考えているんです。私が答えを知っているということではありません。でも、一番の人との比較が不公平だとしたら、自分たちのことはどのように判断していくことが、公平なものになっていくのでしょうかね？

三郎くん：うーん。（しばらく考えて）比較しないほうがよいのかも。

カウンセラー：ああ、比較そのものをしないほうがよいということですね？

三郎くん：はい。

カウンセラー：そのような考え方はどこから来るのですか？

三郎くん：ええと、よく言うじゃないですか、ありのままの自分でいいって……。

カウンセラー：ええ、そんな言葉がありますね。その言葉は、三郎くんにとって、どのような言葉なんですか？

三郎くん：そんなふうにできたらいいですね。

カウンセラー：難しいかもしれないけど、そんなふうにできたらいいと思えるようなことなんですね？

三郎くん：はい。

カウンセラー：ところで、話すことが苦手な人もいると言ってくれましたよね？　「人と話すことが苦手」ではいけないという考えって、そのような人には不公平な側面があるのかなと……。

三郎くん：苦手な人には、公平じゃないですね。もっと努力しないといけないですし……。

カウンセラー：「人と話すことが苦手ではいけない」という考え方は、どこから来たんでしょうかね？

三郎くん：わからないです。

カウンセラー：この考え方は、すべての状況で、うまく話せないといけないということなんでしょうか？

三郎くん：すべてというわけではないと思います。

カウンセラー：それでは、うまくできないところがあってもいいという考えも、そこにはあるのでしょうか？

三郎くん：そうなりますかね……。

カウンセラー：それでは、少し整理させてください。「人と話すことが苦手」ということですが、三郎くんがめざしたいところは、どの辺になるのでしょうか？

三郎くん：（しばらく考えて）自分が話したいときに話せるようになることかな……。

カウンセラー：それでは、いつでも、どこでもということではないわけですね？

三郎くん：はい。

カウンセラー：自分が話したくないときには、黙っているのも認めるということでもあると思ってもよいのでしょうか？

三郎くん：そうですね。

カウンセラー：そうすると、今「話すのが苦手」に取り組むときに、特にどのような状況が目立っているのですか？　つまり、特にどのようなときに、人と話すことをしていきたいのでしょうか？

三郎くん：ええと、もしかしたら、さっき比較していた人のようになりたいとあこがれていただけなのかもしれません。特に、自分から話したいわけじゃないのかも……。

カウンセラー：もう少し教えてください。さっき比較していた人はあこがれみたいなものということですね？　でも、三郎くんの好みとしては、そのように振る舞いたいというわけでもないということですか？

三郎くん：そうですね……。人と話すのも疲れたりするので……。別に話さなくてもいいのかなと……。

カウンセラー：なるほど。その考え方は、先ほど言ってくれた「ありのままの自分」というものに沿ったものなのでしょうか？

三郎くん：ああ、そうかも……。

カウンセラー：それでは、「話すのが苦手」ということではなく、「話したくないときには話さない」というようなものであると理解してもよいのでしょうか？

三郎くん：そうですね。まったく人と話していないわけでもないので……。

まとめ

いろいろな質問をしながら、問題を脱構築していくのですが、ここで重要なのは、答えを誘導する必要はないということです。しかし、相手に言葉を返し、相手の返答をしっかり受け止める必要はあります。質問は、相手に考える機会を提供することだと理解しておくべきでしょう。

話の流れによっては、何かの取り組みを開始したいということになるかもしれません。そのようなときでさえ、問題を脱構築しておくことは、取り組む目標をより現実的なものにできます。また、取り組みが十分にできないときでも、ほかの考え方を組み込む余地を残せる可能性を増やすことができると考えています。

この時点において、三郎くんの問題が解決したと考えるべきではないでしょう。学校生活だけでなく、社会生活において、誰とでも分け隔てなく話せることに対する魅力はいたるところで語られていますので、「人と話すことが苦手」ということが問題として戻ってくる可能性を考えておくべきです。

スクール・カウンセリングでは、子どもの成長や発達につきあう必要があります。悩みを「解決」することだけに囚われるのではなく、機会が来れば、または時期が来れば、利用できる考え方や発想を増やしていくことも重要であると考えます。

また、カウンセリングの終わりに出てきたような方向性をより確固たるものとしていくためには、関心を分かち合うコミュニティとなる、同じ価値観を分かち合える友人、教師、大人とのつながりも必要になるでしょう。

行為の風景とアイデンティティの風景

ふたつの風景とは

物語は、「何が起こったのか」という側面と、「それは何を意味しているのか」という側面のふたつで構成されているという考え方があります。前者を「行為の風景」、後者を「アイデンティティの風景」と呼ぶことにします。

このふたつの風景という視点から、人の語る物語を豊かなものとしていくことができます。たとえば、ユニークな結果としての出来事があったとしましょう。そのことだけでは、ただの出来事として記憶に留めていくことも、価値を見出すこともできないのです。しかし、そこに何らかの「意味」を書き込んでいくことによって、ユニークな結果を単なる偶然、単なる例外ではないものにできるのです。

ユニークとは、「ほかに類を見ない」「独特な」という意味ですが、その人がそうできるのは、決して「稀ではなく」、もしかしたら当然ではないかということも「アイデンティティの風景」で語ることができる可能性があります。

これは、「行為の風景」があって、「アイデンティティの風景」があると思われがちですが、実は、「アイデンティティの風景」からも「行為の風景」を関係づけて生み出すことができます。たとえば、人の価値観、資質などを示すアイデンティティについての説明があったとしましょう。その「アイデンティティの風景」に対応するような出来事（行為の風景）がどこかにないか、と探索することができるのです。

このような視点は、それを語るための特定の段階で利用されるようなものではなく、ナラティヴ・セラピーの会話に組み込まれているものであると考えています。

非常に単純化して、このふたつの風景の利用の仕方を説明しましょう。ある人が、ユニークな結果となるような出来事を、話の流れで語ってくれたとしましょう。そのときにカウンセラーは、その出来事に本人が注意を向けるように、「ちょっと待ってください。○○ができたとおっしゃいましたが、それはどういうことなんですか？」と伝えます。相手は、そのことにあまり注意を向けていなかったので、どうしてその時点でカウンセラーが話を止めるのか理解できないかもしれません。

カウンセラーは、「このような苦しい状況にあって、そのようなことができているのですよね？　どうしてそれが可能なんですか？」と、それが当たり前にできていることのほうが不思議ではないかという姿勢を示します。

また、この人が苦しい状況の中にあっても、どうしてこのような出来事をしようとしているのか、維持しようとしているのかについて、考えを語ってもらうこともできるでしょう。そして、この出来事は、この人にとって、どれぐらい重要なことであるかについても考察することができるかもしれません。出来事を、今後どのようにしていきたいかについて考えてもらい、どうしてそのように思うのかについても語ってもらうこともできるのです。

このようにして、この出来事に関する一連の意味づけ、解釈、説明が生まれてくることになります。これを「アイデンティティの風景」と呼ぶのです。

そして、この「アイデンティティの風景」に沿うような出来事はほかにないか探索していきます。たとえば、「このような価値観が重要だと話してくれましたが、この価値観と関係しているような出来事を、ほかに思い浮かべることができるでしょうか？」と問いかけることができるのです。

オルタナティヴ・ストーリーを著述していくために、このふたつの風景を利用するのは大変意義のあることだとは理解していますが、筆者は「どのようにして使っていくか」に苦心しています。「アイデンティティの風景」を、なかなか思ったようにうまく描くことができないと感じているところです。

次に、このふたつの風景を活用した会話の例を示していきます。会話の中で、行為の風景とアイデンティティの風景に関係する箇所については、括弧で明示しています。

風景を描写する会話の例（大人との会話）

ある母親が、自分の子どもが不登校状態に陥ってしまったために、筆者のところに定期的に相談に来るようになりました。その中で母親としての不全感や、今までのかかわりの後悔、そして、今も十分にかかわってあげることができないことへの苦悩について話をしてくれました。そのような中で、自分の祖母が見守ってくれているという感覚が、その母親にとっての支えになっていることが見えてきました。

カウンセラー：それでは、すでに亡くなられているおばあさんの存在が、お母さんの支えになっているのですね？

夏子さん：はい。

カウンセラー：おばあさんは、今のお母さんに何と言ってくれているのでしょうか？（アイデンティティの風景）

夏子さん：そのままでいいよと言ってくれていると思うのです。焦らないでいいよと。（アイデンティティの風景）

カウンセラー：なるほど。そのままでいいよと言ってくれているのですね。そのままとは、どのようなことを示しているのですか？（行為の風景）

夏子さん：自分では、いつもできないということばかり目につくんですが、祖母はいつも私をほめてくれていたんです。（アイデンティティの風景）

カウンセラー：なるほど。自分では気づかないところでも、おばあさんには見えていたところは、どのようなことなんでしょうか？（行為の風景）

夏子さん：そうですね。人のことを考えてあげることとか、人に譲ったりしたときのことを、ほめてくれた記憶があります。（行為の風景）

カウンセラー：それは、どのようなことをしたときのことなのか覚えていますか？（行為の風景）

夏子さん：いいえ、どんなことをしたのか覚えてはいません。ほめてくれた記憶だけですね。（アイデンティティの風景）

カウンセラー：なるほど。今、おばあさんが、お母さんという役割についている夏子さんを見て、どのようなところを見てくれているのだと思いますか？（行為の風景）

夏子さん：そうですね。今子どもに十分なことをしてやれないのですが、気持ちの上では、子どものことをしっかり考えているようなことだと思います。（行為の風景）

カウンセラー：なるほど。子どものことをしっかり考えていることについて、おばあさんは、何と言ってくれるでしょうか？（アイデンティティの風景）

夏子さん：たぶん、よく頑張っているね、と……。（アイデンティティの風景）

カウンセラー：子どものことをしっかり考えてあげるということは、よく頑張ってくれていると言ってくれそうなのですね。（アイデンティティの風景）

よく頑張っているということに関係して、おばあさんは、ほかにどのようなことに気づくのでしょうか？（行為の風景）

夏子さん：自分の体調がすぐれなくて、子どもとうまくかかわれないときでも、何とか時間を一緒に過ごすようにしているんです。そのことにも、気づいてくれるかもしれません。（行為の風景）

カウンセラー：それは、夏子さんのどのような側面を示していると、おばあさんは見てくれるのでしょうか？（アイデンティティの風景）

夏子さん：そうですね。優しいと言ってくれると思います。（アイデンティティの風景）

カウンセラー：子どもへのかかわりにおいて、十分にしてあげることができないと話されていましたが、お母さんの「優しさ」を、お子さんが気づいているような出来事って何かありますでしょうか？（行為の風景）

夏子さん：あの子も優しいので、そのようなことには気づいてくれているようです。無理しなくてもいいよと言ってくれます。たぶん、いつも何か必要なものがないかを聞くので、わかってくれていると思うのです。(アイデンティティの風景)

カウンセラー：なるほど。そのようなお子さんなんですね。

このように人の話を行為の風景とアイデンティティの風景に照らし合わせて聞いていくことは、その物語に豊かさをもたらすものであると感じています。

ただ、いつもうまく展開できるわけではありません。これは、筆者の技量の問題もあるのでしょうが、相談に来る人が皆、アイデンティティの風景に対する質問にうまく答えてくれるわけではないようです。そのような場合には、相手が「自分がうまく答えられない」という気持ちを強くしてしまわないように配慮しているつもりです。

また、自分自身のことを「肯定的に」話すことに日本人は慣れていませんので、直接的に自分の価値を認める発言を引き出すことが難しいのではないかと感じています。そのため、第三者の視点で語るように促すことが大切になるときがあります。

風景を描写する会話の例(子どもとの会話)

子どもたちとの会話においては、うまくアイデンティティの風景を言葉にして表現することができない場合があります。そのようなときに、「私はそれが○○のようなことを示していると感じるのだけど、どう思いますか?」と、こちらから言葉を投げかけていくようにしています。

子どもとのやりとりを例にとってこれを説明していきます。

秋子さんは、中学生ですが、友人関係に悩んでいました。部活で一緒だった友人たちが突然やめてしまったのです。その友人たちはお互いに申し合わせてやめたのですが、そのことを秋子さんが知らなかったため、ショックだったのです。そのようなときに秋子さんと話をする機会がありました。

秋子さんは、いろいろな不満や憤慨を語ってくれたのですが、今後の希望として、そのうちの友人のひとりとは友好関係を維持したいと望んでいることが明らかになりました。

カウンセラー：今まで起こったことを聞いたのですが、今後は、その友人たちとどのような関係を持っていきたいのでしょうか？（行為の風景）

秋子さん：ひとりとは友だちにまたなりたいんです。ほかはどうでもいいんですけど……。（行為の風景）

カウンセラー：その人と友人にまたなりたいということですが、今まで起こったことは、どうしていくのですか？（行為の風景）

秋子さん：（しばらく考えてから）うーん、それは、もう起こったことなので、いつまでも考えていても仕方がないかなと思うんです……。（アイデンティティの風景）

カウンセラー：その人とまた友人になるときに、今まで起こったことが、障害にならないようにできるのでしょうか？（アイデンティティの風景）

秋子さん：たぶん。

カウンセラー：自分のことを考えても、今回のようなことがあると相当引きずってしまいそうなんです……。どうしてそのようなことができるのですか？（アイデンティティの風景）

秋子さん：学校で、ひとりでいるのもつらいし、一緒にいる人が必要なので……。
カウンセラー：ひとりでいるのはつらいですよね。それでも、どうしてそのようなことができるのだろうかと思うんですか？（アイデンティティの風景）
秋子さん：その子とは、ずっと友だちだったんです。離れたときもありましたけど……。
カウンセラー：なるほど。それで？
秋子さん：うーん、いろいろあっても、また仲良くなれたので、今回もできるのかも……。（行為の風景）
カウンセラー：へー、そんなことがあったのですね。二人の関係においては、いろいろあっても「そのことを流せる」ということですか？（行為の風景）
秋子さん：ええ、そうですね。
カウンセラー：秋子さんは、どうしたらそのようなことができるのでしょうか？（アイデンティティの風景）
秋子さん：たぶん、起こったことは仕方がないと思うからかも……。（アイデンティティの風景）
カウンセラー：「起こったことは仕方がない」とできる秋子さんは、どのような人なんですか？（アイデンティティの風景）
秋子さん：うーん、プラス思考というんですかね？　そんなふうになりたいんです。（アイデンティティの風景）
カウンセラー：それでは、秋子さんは、プラス思考を自分の中に持っているということですか？（アイデンティティの風景）

秋子さん：そうなりたいなということです。
カウンセラー：ああ、それでは、プラス思考を自分の中に取り入れようとしているということでしょうか？（アイデンティティの風景）
秋子さん：そうですね。
カウンセラー：このようなプラス思考って、秋子さんの生活において、ほかにどのような場面で見ることができるのでしょうか？（行為の風景）
秋子さん：私がほかにどこでプラス思考をしているのかということ？
カウンセラー：はい。そうです。
秋子さん：うーん……（しばらく考えて）、よくわからないです。
カウンセラー：はい。大丈夫ですよ。今まで、秋子さんに起こったことを聞いてから、今秋子さんがしようとしていることをお聞きして、私は、秋子さんのことをどのように感じているのか想像がつきますか？（アイデンティティの風景）
秋子さん：わかりません。
カウンセラー：何か思いつきませんか？
秋子さん：（少し冗談っぽく）お人好しと思っているのかな……。（アイデンティティの風景）
カウンセラー：（少し驚きを示して）お、私の態度や言葉から、そのように感じますか？
秋子さん：いえ、そんなことないです。めげないということかな……。（アイデンティティの風景）
カウンセラー：「めげない」ということですね。それは、どのような意味なんでしょうか？（アイデンティティの風景）

秋子さん：ええと、やり直そうとすることかな……。よくわかりません。(アイデンティティの風景)
カウンセラー：「やり直そうとすること」ですね。(アイデンティティの風景)
このようなことは、ほかでできていたことはあるのですか？「やり直そうとしたこと」や、「めげないでいたこと」などです。(行為の風景)
秋子さん：ああ。やっぱり友だち関係ですね。今までにも何回も、酷いことをされたりしたので……。(行為の風景)
カウンセラー：そのようなときに、「やり直そうとした」り、「めげないでいた」ということですか？(行為の風景)
秋子さん：最初は、ショックですけど……。でも、学校に来なければいけないので……。(行為の風景)
カウンセラー：最初はショックで打ちのめされても、そのような状態に、自分で持って行ったということですか？(アイデンティティの風景)
秋子さん：そういうことですかね……。
カウンセラー：そのようなときにどのようなことが助けになったのですか？(アイデンティティの風景)
秋子さん：よくわからないです。
カウンセラー：助けになった人や、助けになった考え方や場所などがあったのでしょうか？(アイデンティティの風景)
秋子さん：あまりないかも……。親にも話せないし……。
カウンセラー：では、結構自分自身だけの力でそのような状態に持って行ったということですか？(アイ

デンティティの風景）

秋子さん：そうなりますね……。

カウンセラー：すごいですね。

秋子さん：いや、学校でひとりでいるわけにはいかないので……。仕方なかったんです……。

カウンセラー：そのような状況もあったのでしょうけど……。秋子さんが、そうされたということですよね？（アイデンティティの風景）

秋子さん：ええ、ですね。

まとめ

行為の風景とアイデンティティの風景はいつも交互に出てくるとは限りませんし、相手の発言が、行為の風景に属するのか、アイデンティティの風景に属するのか明確に区別できないときがあります。それは、相手の言葉だけでなく、筆者自身の中にある文脈に沿って、相手の発言にどのような意味づけをしていくのかによって異なってしまうこともあるのではないかと考えています。それは、行為の風景なのに、非常に意味深く理解しているような場合と言えるでしょう。

また、子どもとの会話では、アイデンティティの風景を構成するような描写を、すべて子どもから引き出すことはなかなか難しいので、時折、筆者から特定の表現を提案することもしています。それは、テーブルの上に、相手の表現を記入した手札を出してもらいますが、筆者もそのような手札を出すということです。その際に、どの表現を取るかについては、相手に委ねていくということになります。

『ナラティヴ実践地図』（White, 2007）において、マイケル・ホワイトはこのようなインタビューを、マップ

（チャート）を用いながらしていく方法で示しています。筆者はまだこの技法を使うところまでいっていませんので、今後の課題であると考えています。

第5章

再著述

人の語る物語を再著述していく過程については、これまでも述べてきました。筆者がナラティヴ・セラピーを実践していくときに、うまく判断がつかなかった領域があります。それは、「どこまでしたらいいのか」という判断でした。行為の風景やアイデンティティの風景などを活用していくことができたとしても、「どこまですればいいのだろうか?」という疑問が絶えずつきまとうからです。

この章では、二組のクライアントとのかかわりを通じて、再著述ということについて、考察してみます。

まずは、中学校一年生の終わりに不登校状態に陥ってしまった男の子との出会いとかかわりを紹介します。この生徒、太郎くんが、自分自身のことに対する理解、そして、「不登校」というものに対する理解が変わったと、筆者が実感できるときがありました。この実体験を通じて、その人自身のことをまったく異なった視点から見ることが可能であると理解できたと感じています。また、この生徒とのかかわりを通して、手紙の活用についても、少し検討していきます。

そして、まったく人前で話すことができなくなってしまった若い女性(春美さん)とのかかわりを紹介します。カウンセリングという場を足がかりにして、本人と家族が問題に取り組んでいきました。春美さんが、筆者との最初の出会いのときに見せた様子は、カウンセリングのかかわりを通じて大幅に変わっていきました。これは、ただ、筆者の前でおしゃべりができるようになったという、行動面だけの変化という理解では不十分なものであったと感じています。このことについても、春美さんとのかかわりを通じて考えていきます。

招待状という手紙の活用と、不登校という言葉の意味づけの変更

招待状という手紙の活用

ここに紹介する太郎くんとの出会いは次のようなものでした。

ある中学校でスクール・カウンセラーとして勤務を始めた年、筆者は前任者から以下の内容を引き継ぎました。「(太郎君は) 一年三学期に風邪を引き、休んだのをきっかけに不登校傾向を示す。前日は登校しようとして準備するが、当日の朝に体調不良を訴え、登校できない。人間関係のトラブルがその要因になっている可能性がある。父母とのコミュニケーションは取れている。当初から、両親そろって相談にみえる。クラスの数名とは友人関係を持続できている」。太郎君の不登校は、前任者の任期が終わる三学期のことでしたので、両親との面談は一回しかすることできませんでした。

筆者は、この内容をメモで引き継ぎ、二年生になってどのような状態なのかを学校の教諭から聞いたところ、依然として学校に来ていないことがわかりました。また、両親とは連絡はしっかりと取れているということでした。

そこで、太郎くんに手紙を書くことにしました。その手紙は、マイケル・ホワイトとデイヴィッド・エプストンの手紙の活用に影響を受けたものです (White & Epston, 1991)。特に、エプストンが紹介している「招待状」という概念は、カウンセラーから「将来、相談者となるかもしれない人」に出す手紙の性質について、興味深い示唆を与えてくれています。

招待状は日常生活においてありふれたものなので、実際には紹介する必要はないかもしれない。しかし、専門家とクライアントの関係においては、そのような手紙も「奇妙に」感じられる。なぜなら、習慣として、クライアントが予約を申し込んで時間を設定することで、そういった関係が始まるからである。私（デイヴィッド・エプストン）は、治療に来る意志のない人を参加させることが大切だと考える場合には、招待状を使うことにしている。

(White & Epston, 1991, p.108)

カウンセラーが手紙を書くという実践をしていることを聞くのは、稀ではありません。多くの人が試行錯誤を繰り返しながら、何を書いたらいいかについて、苦心しているのではないでしょうか。招待状というメタファーを採用することによって、どのような手紙を書いていくべきかの方向性が見えてくると感じています。

それでは、招待状とは何でしょうか？　まず、言葉として、ある種の特別な意味として、みなされることが多いのではないでしょうか。たとえば、結婚式への招待状は、その人が友人として、親戚として、その式に参加するに値するとみなしていることになるでしょう。カウンセラーが書いたものがこのような側面を相手に伝えることはなかなか難しいかもしれませんが、私たちの発想として、文章の中に含ませていくことは可能です。

招待状には、次のような側面が含まれていると考えています。

まずは、招待状のタイトルによって、どのようなことを相手に期待してほしいかを伝えることができます。また、相手はどのような立場で、招待されているのでしょうか？　その招待状によって、ほかの誰かが参加することができるかを含めることもできます。

相手にとって重要なことは、いったい誰がその招待状を出しているのかでしょうし、カウンセリングという場で、どのような会話が待っているのかということでしょう。

そのほか、一般的な情報として、場所はどこか、時間はいつか、連絡方法はどうするかについての記載もあるのではないでしょうか。

何よりも、招待状というメタファーを採用することによって、招待を受けた人の、参加する意志、またはしない意志が尊重されるのです。カウンセリングという場に来ることに対する心理的な負担がまだまだ大きい社会において、招待状をもらった人に選択の余地を提供できることになります。

それでは、筆者が太郎くんに出した手紙を紹介します。本人との面談を始める前に、二回ほど担任の先生を通じて、家に届けてもらっています。

太郎さん

はじめまして、国重といいます。突然の手紙でびっくりされたかもしれませんね。私は、今年度からスクール・カウンセラーとして、○○中学校に来ることになりました。日本の学校で働くのは初めてなので少し緊張気味です。実は、昨年末までニュージーランドで働いていました。大学のスクール・カウンセラーとしてです。この度、日本に帰って来る必要があり、妻の実家のあるこの街に来ました。

さて、太郎さんのことは学校の先生から聞きました。主に、学校に来られないことについてですが……。ほかの人からの話だけで太郎さんのことを考えてしまうと、太郎さん本人の気持ちと離れてしまうことがよくありますので、今はこのことについては触れないでおきます。

そこで、すこし自分の紹介をします。別紙（カウンセリングを試してみよう！ 186ページ参照）をみていただきたいのですが、この職に就くまでいろいろなことをしてきました。東京ディズニーランドでアルバイトをしていたこともあります。ニュージーランドでは、日本人が経営する大学でカウンセラーとして勤務していました。そこは、小中高時代に学校に行けなかった人も多く来ているところです。

このような私ですが、もしかしたら何かの役に立てるのかなと思いこの手紙を書いています。もしよろしければ、手紙、メール、電話でもください。

また連絡がないときでも時々は手紙を出させてください。もし、嫌であれば、お父さんお母さん、または先生経由でもいいので、「やめてくれー」とでも伝えてください。

今日はここでやめておきます。またお便りしますね。

国重

手紙を出して二週間後に、本人が保健室に何度か来たことを聞き、次のような手紙を出しています。

太郎さんへ
こんにちは、国重です。
先週はかなり頑張られて登校したようですね。今日学校に来ましたら、担任の先生と保健の先生がそのように話していました。

（中略）

今日、先生より太郎君の親友が転校したことを聞きました。先生方は「太郎さんが学校に来始めたときなのに」という気持ちが強いようです。太郎さんはどうでしょうか？　先生方と同じような気持ちもあると思いますが、ほかにはどのような気持ちがあるのでしょうか？　複雑とは思いますが、できれば話せる人と話をして気持ちを整理することも大切なのかなとも思います。

さて、私は来週もまた学校に来ます。そのときに少しでも会えたらいいなと思っています。よろしければ、考えておいてください。

またお便りします。


このような手紙を、筆者はできる限り担任の先生にお願いして、届けてもらうようにしています。それは、少しでも担任の先生と本人または家族との接点を持ってほしいと願っているからです。その際に、筆者の手紙についても話題にしてほしいと頼みます。それは、手紙という性質上、相手が返事をしない限り本人がどのように感じているのか、こちらでは理解できないからです。そのため先生に、本人がどのように受け取っているのかを少し聞いてくれると助かります、と伝えるようにしています。またその際に、先生が筆者の肩を持つ必要もないことも付け加えます。それは時に、先生が「カウンセラーの先生の気持ちを考えてみなさい」と話し出すような説教モードが前面に出てきてしまう恐れもあったからです。「どんなことが書いてあったのか、受け取ってイヤじゃなかったのかを聞いてみてもらえないでしょうか？　私の肩を持つ必要はないです。イヤならイヤという気持ちを聞いておいてもらうと助かります」というようなことを伝えています。

この学校の先生が太郎くんと良好な関係を維持してくれていたのと、両親とも理解を示してくれたので、太郎くんにとって励ましになったのでしょう。次回の勤務日に太郎くんは両親とともに、筆者の相談室に来てくれました。

太郎くんとの会話に入る前に、手紙の活用についてもう少し検討しておきます。

自分の書いた手紙が効果的なものであるのかどうかの判断は、その結果、つまり、本人が会いに来てくれたのかどうかにかかってしまいます。不登校問題を考えていくときに、実際に会いに来てくれるかどうかは、相手の、いわゆる「心の準備ができているかどうか」に大きく依存していると感じていますので、手紙を書く行為をその結果だけで判断してはいけません。

筆者がこの側面をしっかりと理解できるようになったのは、次のことをある母親が報告してくれたからでした。ある中学校の男子生徒が不登校状態になりました。その後、母親から相談を受けたのです。その後、何度か手紙を本人に書きましたが、本人と話す機会はありませんでした。そのため、本人からの返事なども当然ありません。その後、一年ほどが過ぎ、その男子生徒の妹が学校生活に苦しさを覚えるようになり、悩むことがありました。その男子生徒は、筆者からの手紙を妹に見せ、このようなカウンセラーがいるので相談してみなさいと伝えた、と母親が教えてくれました。

この出来事は、カウンセラーにとっては本当に励みになり、勇気づけられるものでした。この出来事によって、「相手との出会い」だけが手紙の目的ではないと理解することができましたし、私たちには伝えられていない側面が存在するのだと実感できる機会ともなりました。

相手の「心の準備ができているかどうか」は、まだ出会っていない人に対して察することができませんので、まずは、招待状のような、少し気軽な形式で手紙を書くことを検討するのが重要となります。

友人のスクール・カウンセラーが中学生の生徒に手紙を出して、その手紙だけで会いに来てくれたことがありました。それは次のような手紙です。女性のカウンセラーなので、別の雰囲気があると思い、ここに載せることにしました。

冬子さん

こんにちは……はじめましてカナ！　今年度、〇〇中学校でスクール・カウンセラーとして、勤めることになりました、〇〇と申します。いきなりですが、ちょっと私の紹介などをさせて下さいマセ！

私は、現在この学校のほかにも小・中・高校といろいろな学校を訪問しています。趣味は映画鑑賞や山登り（ハイキング）、今はあまり乗らなくなりましたがちょっと若い頃はバイク（二五〇cc）で島などに渡り、カッ飛ばしていました。草や木や潮の香りが何とも心地いい気分です。また、スキューバダイビングもやります。海の魚たちとアバンチュールするのもとっても楽しいですよ。一年に一回は海外旅行もするようにしています。日本だけにとどまっているとせまい価値観や発想にしばられてしんどくなるし、ちょっと外の世界に触れると自分の視野が広がって心が軽くなる気がします。

さて、私のことばかり書いていてもしようがないので、本題に入ります。冬子さんの担任の先生から、冬子さんの今の様子について伺いました。そのことについて冬子さんが苦しんでいるようなことであれば心配です。私のできる範囲で冬子さんを支えていけたらと思っています。「学校へ行かなきゃ」とか「学校へ行くべき」という考え方は、とりあえず置いておいて、今は冬子さんがリラックスできる環境作りをしていきたいと考えています。まず、こんな私と会ってみませんか？　担任の先生に連絡を下さいマセ。

この手紙をもらった冬子さんは、「渡りに舟」と感じたのかもしれません。すぐに、このスクール・カウンセラーに会いに来てくれたのです。

この手紙の中で、「この」スクール・カウンセラーがどのような人なのかに触れています。相手にとって、どのような人が相談室にいるのかは、大きな問題と言えるでしょう。そのため、筆者は、手紙を書く際に自分の顔写真も載せた、次のようなパンフレットを同封しています。

カウンセリングを試してみよう!

カウンセラー：国重浩一（くにしげこういち）

〈カウンセリングって、いったい何なんだ?〉

カウンセリングでは、あなたを悩ませている心配事や問題について、カウンセラーと話し合うことができます。カウンセラーは、あなたが安心して話せ、問題の解決方法を見出せることができるように、次のようなことを心がけていきます。

◆あなたが信頼でき、ものごとをオープンにできるようにつとめること。
◆あなたの話を真剣に、そして感受性を持って聞くこと。
◆批判的になり、問題のためだけに責めるようなことはしないこと。
◆あなたの視点からその心配事や問題を見るようにつとめること。
◆あなたが自分自身の決断をするのを助けること。
◆あなたが変えていこうと決めたことを、あなたが実行していくのを助けること。

◆ほかのサポートや助けが必要なときは、可能な限り、ほかの人にそのサポートや助けを求めること。

（ニュージーランドカウンセリング協会による「スクール・カウンセリング」からの抜粋）

〈カウンセリングはどのようにして役立つの？〉

カウンセリング（カウンセラーとの会話）は、次のような効果をもたらす可能性があります。

◆自分自身に対する考え方を改善すること。

◆新しい見方でものごとを考えるようになること。

◆ちょっと違ったやり方を行うようになること。

◆ストレスを軽減すること。

◆自分自身の新しい選択肢や方向を見出すこと。

◆プランを立て、ゴールを据えること。

◆自分自身の考え、気持ち、行動をもっと探求できること。

◆もっと自分自身を理解できること。

◆あなたの友人、家族などとの関係を改善すること。

（ニュージーランドカウンセリング協会による「スクール・カウンセリング」からの抜粋）

〈カウンセリングのルール〉

◆強制されたカウンセリングに意味はないので、本当にいやであれば、カウンセリングを受ける必要はありません。
◆カウンセリングが気に入らなかったら、続ける必要はありません。セッションの途中で中止してもかまいません。
◆友だちや保護者と一緒に受けることもできます。
◆カウンセリングで話されたことについては、不用意にほかの人に話すようなことはしません。
◆あなた自身に対して、またはほかの人に対して何か危険が迫っているような場合においては、この限りではありません。人の安全を第一に置きます。
◆また、カウンセラーが保護者または学校関係者も知っておく必要があると判断したときには、必要な人にだけ話すことがあります。その際には、事前にそのことをあなたにお話しします。
◆私のノートをほかの人が勝手に見るようなことはありません。

〈自己紹介〉

◆**個人情報**：１９６４年生まれで、結婚しています。結婚相手は日本人です。日本国籍の子どもがひとりとニュージーランド国籍の子どもがひとりいます。
◆**学歴**：東京電気大学工学部電子工学科で勉強しました。また、准看護師の資格もあります。最終的に、ニュージーランド・ハミルトン市にあるワイカト大学でカウンセリング大学院を卒業しました。
◆**職務経験**：三菱電機株式会社で武器システムエンジニアをしていました。また、アルコール依存症専門病院で准看護師として勤務もしていました。カウンセリング大学院卒業後は、一年半ほど二ュージーランドのパーマストン・ノース市にあるインターナショナル・パシフィック大学でスクール・カウンセラーとして勤務していました。

◆**ほかの職務経験**：東京ディズニーランドでスイーパー、数学の家庭教師、運転手など。今は翻訳をしています。

◆**ボランティア経験**：1991年にインド・カルカッタにあるマザーテレサの施設でボランティア。1994年からNGO「インド人母子の会」で、インドの貧しい母子を日本から援助しています。インドには縁がありますね。

◆**趣味**：フライフィッシング（そのために、ニュージーランドを留学先に決めた？）、学生時代は、ソフトテニスをしていました。また、高校時代からコンピュータを所有していたので、コンピュータは結構詳しいです。読書と旅行も好きです。また、料理も結構します。得意料理は、手作りピザと手打ちうどんです。ちなみに、英語は何とかできるようになりましたが、すごく苦手でした。

【さて、このようなカウンセリングとカウンセラーを、あなたはどのように活用しますか？（Try it out once, and find how you can use it!）】

手紙の目的が、何を書くかに影響を及ぼします。スクール・カウンセラーが手紙を書く際に、招待状というメタファーは、いろいろな可能性をもたらしているのではないかと感じているところです。

「イヤ!」という言葉の外在化

太郎くんとの初回の面談は、両親も同席してのものでした。本人は、決して多弁ではないものの、筆者の質問に対して、しっかりと答えようと努力してくれていました。

まず、本人のそのときの気持ちを確認したところ、「早く教室に行って友だちと遊びたい」と話してくれました。

ナラティヴ・セラピーの会話では、大局的な話に終始するのではなく、その瞬間瞬間に何が起こっているのか、そしてどのような状態になっているのかに焦点を当てていきます。それは、マクロ的な話題から、ミクロ的な話題に移行していくと言うこともできるでしょう。不登校問題という話題に対しては、「行く／行かない」「できる／できない」という二元論的な話し方を避けるということでもあります。

このような意図があって、次のような質問をしていきました。

「何があなたを学校に行かせるのを難しくしているのですか?」
「学校にはさまざまなことがありますよね。たとえば、授業とか先生とか友人とか、学校に行くということを考えるときに、どのようなことが頭に浮かんできますか?」
「今お母さんから制服には着替えるが、玄関を出るときに動けないということをお聞きしましたが、そのときにどのようなものがあなたの行動を奪ってしまうのですか?」
「何か言葉に表すことができますか?」

このような問いかけを繰り返すことによって、太郎くんは、朝行くときになって「イヤ!」という思いが込み上げるのだと表現してくれました。その「イヤ！」は、太郎さんの行動を奪ってしまうのでした。「イヤ！」を外在化し、筆者が次のように問いかけました。

「その『イヤ！』というものはどの程度強力なものなんでしょうね？」

「『イヤ！』を乗り越えて学校に行くことに挑戦することをどのように思いますか？」

「現実問題として、『イヤ！』を乗り越えて学校に行くのは、週にしたら何日ぐらい挑戦してみようと思いますか？」

このような問いかけを通じて、学校という場所に来ることを少しずつ、現実的な範囲で挑戦していくためのベースをつくり出していきました。このとき両親も同席していましたので、可能な範囲で、再登校を狙っていくことに対する同意も得られました。両親が同席している状況で、このような方向性を調整できるのは、今後の取り組みにおいて、非常に大きな意味を持つことがあると感じています。

さて、「行く／行かない」という議論に巻き込まれないためのひとつの方策として、休日の過ごし方についても検討しました。

「行けない日、または行かないと決めている日はどのように過ごしますか？」「太郎君にとって、大切なこと、重要なことで、休みの日にできると思えるようなことは何かありますか？」などと問いかけていくと、勉強をしたいという話が出ました。勉強の重要性に共感するとともに、次のような側面についても探索しています。

「勉強は大切ですね。でも、楽しみとか興味とか、そのようなものをかき立てられるものはありますか？」

「自分自身のためにどのように時間を使いますか？」

このようなやりとりの中で、家で料理をするということ、時間を決めてですが、ゲームをしていきたいという話をしてくれました。

このやりとりの最後に、カウンセラーから次のような話をしました。それは、生活にメリハリをつけ、行けなかったときは、休日と割り切ってゆっくり静養し、次の日に備えることと、行かない日には、自分自身のために時間を使うこと、行こうと決めた日に「イヤ！」というものに対してどの程度対抗できるのか試してほしいことでした。これは、話の流れの中にすべて出てきたものであり、まったく別の文脈から出てきたものではありません。そのため、これを聞いた本人や両親も、別の提案がなされたということではなく、今までの話の要約をしたものであると感じてほしいと願いました。

この初回の面談の後、次の手紙を太郎くんに書きました。

太郎さんへ

今日は時間を取ってもらってありがとうございました。

今日の出来事を思い出すことが必要かなと思い、この手紙を書いています。私の印象に残ったことがふたつあります。ひとつ目は今どのような気持ちがあるかという問いかけに対して「早く教室に行って友だちと遊びたい」と言われたことです。

そして、ふたつ目は、そのときに「イヤ！」というものがわき起こって、太郎君の行動力を奪ってしまうということです。さぞかし、きついときであるのだろうなと思います。

次回お会いするときに、三つのことをお聞きしたいなと考えています。①自分のためのどのように時間を使うことができたのか、②「イヤ！」というものにどの程度対抗することができたのか、そして③手作りピザの出来はどうだったかです。

次回お会いできる日を楽しみにしています。

国重

太郎くんのその後

「イヤ！」というものに対しての対応方法、「イヤ！」というものにどの程度抵抗できるのかなど、「イヤ！」という言葉をベースにして会話をしていきました。たとえば、登校できないときに、「イヤ！」の「イヤ度合い」が100点中100点であったのに対して、自分で決めた日に対しては、どのぐらいの点数か訪ねると「50点程度」と答えてくれたのです。

中学校二年の一学期は、週に数日のペースで保健室登校をするようになりました。「イヤ！」という声に対しては、自分で決めた日ならその声に打ち勝って行けると話してくれたこともありました。休んでいるときには、勉強したり、ゲームをしたり、家事の手伝いができているとのことで、「休み中は自分のしたいことをしたので、気持ち的に楽になった」と語ってくれました。学校に行けないという悩みの重さは、一番酷いときを100点、なかったときを0点とすれば、いまは「30点程度」とのことでした。そして、そのときの希望は、「もうすこし人目を気にしないでいろいろな場所に行けるようになりたい」ことであると伝えてくれました。

中学校二年の二学期に入る前の「夏休みは楽しかった」とのことでしたが、週に二日ほどは何とか登校できますが、それ以上に増やすことがなかなかできないようでした。また、保健室から教室へ行くこともかなり難しい様子でした。このため、教員、保護者にも少し焦りが見えて、「焦り」がつくり上げた言葉が本人に向かって投げかけられることになり、本人にとっても厳しい状況が時々見られました。しかし、家での手伝い、勉強の継続はしっかりしていました。生活習慣にも乱れはありません。

三学期になっても、本人なりに努力をしているのですが、学校に慣れていく様子は見られません。この頃の会話として、将来のことなども話すようになりました、たとえば「スリランカへ行って、宝石などの採掘をする仕事をしてみたい」と語ってくれました。

筆者との出会いの当初は、非常に話す言葉も少なく、言葉を発するまでに時間がかかっていましたが、筆者にも慣れ、自分の意見を話すようになってきました。学校へ行かないことは決して「悪」ではないという価値観も、本人の話の中からくみとることができるようになってきました。

中学校三年になると、学校の勉強は独習だけでは難しいと話をしていたので、適応指導教室を見学する行動を起こすことができました。そこで、自分では苦手に思っていた英語・数学を補習してくれると聞き、保健室登校ではなく、適応指導教室へ通うようになりました。このため、カウンセリングの間隔を一カ月ごとに変更しました。

適応指導教室へは、親の都合で送り迎えができないとき以外は、休まずに通うようになりました。この教室のことは、学校へ行くことと比較すると、「イヤではない」そうです。また、保健室登校をすることはかなりしんどいことであったと、このときに話してくれました。

三年生になったときの担任の先生は、学年のはじめに本人の元を訪れ、生活習慣ができていて、勉強もしているので、担任から学校への登校刺激をすることはしないが、卒業式には来てほしいと伝えてくれました。太郎さんはこの件を了解しました。

このときには、表情もかなりよくなり、発言も将来に向けたことが多くなってきます。高校では資格を取って、青年海外協力隊で何らかの貢献をしたいと話すようになります。

本人にとってカウンセリングで話をすることは、エネルギーを充電するような意味があるらしく、間隔があいたり、何かあると、「カウンセリングが必要」と言って相談室に来室してくれたりしました。

高校入試は、普通科高校に行ける学力があるものの、資格のために技術系の高校を受験し、合格しました。また、卒業式には、教室にも入り、式にも普通に参加しました。

高校生になると、一学期は数日休んだものの、ほぼ毎日普通に通学していました。成績も優秀でした。資格もできるものについては、順次受けていくという積極的な姿勢を見せていました。二学期に入り、農家のアルバイトを始めたりしました。

一一月はじめに本人と三〇分ほど会う機会があり、「学校は大丈夫」と話していたのですが、その翌週より、急に学校に行けなくなります。原因としては、担任のことや友人関係のことを話しますが、急にいけなくなったことについて、本人もとまどっている様子でした。

高校側から、相談室登校や試験の別室受験は認められないと言われ、高校継続を諦めなければなりませんでした。その際に、単位認定のために心療内科に受診しています。病名は、不安症と対人恐怖症でした。そのため、本人は通信制の高校に行くことを決意しました。

再著述への気づき

ここまで、非常におおざっぱに、太郎くんの経過を見てきました。それは、筆者にとって、高校に行けなくなった太郎くんが言ってくれた言葉が、ナラティヴ・セラピーにおける再著述への大きな気づきとなって今でも残っているということを伝えたいためです。

それは次のようなことです。全日制高校に行くことができなくなった太郎くんは、担任の先生から「不登校」と言われました。このとき、太郎くんは、「不登校」という言葉をどのように意味づけて解釈したのかというと、「不登校とは、いろいろな人生を歩む選択肢をもてる状況」というものでした。もう不登校になった以上、通信教育、アルバイト、またはボランティアなどさまざまなことができる立場に置かれたのであると、自分のことを見ることができた、と言うのです。このときの選択肢は、学校に戻るという単一のものではなく、さて、何をしようかと、いろいろなものが目前に置かれていたのです。

カウンセリングという場を通じて、筆者自身が学ぶことが多々あります。筆者にとって、不登校問題に対応する上で、この太郎くんが自分にまつわる代わりとなるストーリーに気づいていく過程に、寄り添うことができたのは、非常に大きなことでした。

どのような学びがもたらされたのかというと、保健室登校はそんなに簡単に慣れるようなものではないということ、学校に復帰することはどんなに本人の意志や気力があろうとも大きな困難さを伴うということ、そして何より、不登校問題の解決は、決して、再登校だけではないことです。

「不登校」は、少年期から青春時代を、周りの人たちに気を配り、周りと合わせることに膨大な時間と能力を費やすことから解放してくれる可能性をもっと積極的に理解すべきではないでしょうか。

このように「不登校」にまつわるストーリーが変わっていったわけですが、筆者は、いろいろな見方や考え方があることを伝え、太郎くんの視野が広がるように支援したものの、このストーリーをつくり上げていったのは、やはり太郎くんという人の力であったと理解しています。筆者がこのように仕向けたという感覚は持てないですし、太郎くんがオルタナティヴ・ストーリーをつくり上げていったことに、素直な驚きと、敬意を表明したいと思います。

人前で話すことができない

「位置づけへの要請」という概念を利用する可能性

ナラティヴ・セラピーや社会構成主義を理解していくと、言語的な側面に大きな比重を置いていることがわかります。再著述という視点においても、新しい物語となるオルタナティヴ・ストーリーは、言語的に構成されていかなければなりません。これは、あまり話をしてくれない人との会話、または、まったく話すことができない人との会話において、どのように理解すべきなのだろうかという点は、筆者が日本において心理臨床活動をする上で大きな課題でもありました。

二〇〇二年にニュージーランド・カウンセラー協会のカンファレンスで、翻訳パートナーのバーナード紫さんと、「カウンセリングにおける沈黙（Silence in Counselling）」というタイトルで発表したことがありました。このときには、黒澤明監督の映画『八月の狂詩曲』の中から、ふたつの場面を紹介し、沈黙について考察しました。それは、長崎に投下された原爆で被爆し、すでに高齢となった女性たちの会話の場面と、その場面を孫たちが観察していて、後で孫たちが祖母に尋ねる場面です。最初の場面では、二人の老母はお互いに向き合ったまま、何も語らず、ただ座ったままです。そこにある言葉は、その光景を見ている孫たちが、お客さんが来ているのに変だよとか、お互い座ったまま何も話さないんだとか、もう一時間座ったままだよと言葉を交わすものだけで、二人の老婆からの言葉は一切ありません。

訪問者が帰った後、孫たちは祖母に、そのことを尋ねます。そこで、相手も原爆で夫を亡くしたこと、時折尋ねてきて、何も語らずに、しばらく座った後で帰るのだということを話します。そして、「話をしている間、黙っている人もいるんだ」と孫に語るのです。

日本語には、「以心伝心」という言葉もあり、言語不在でも伝わることがあるのだと示唆しています。筆者の経験では、ある母親は、息子に相当な憎まれ口を叩いていましたが、「(私は)この子に『気』を送っているんです。子どもがよくなってほしいと……」と話をしてくれたことがありました。この母親は、言語的な側面よりも、気持ちのほうが伝わると理解していたのではないかと、考えています。

また、ニュージーランドではなかなか出会うことがなかった「場面緘黙《かんもく》」という領域で理解できる子どもたちが、日本の学校では、かなり多く見ることができました。「緘黙」までいかないにしても、話すことが大変と感じている子どもたちは、たくさんいました。

そのため、「カウンセリングにおける沈黙」を扱わない限り、ナラティヴ・セラピーを日本に持ち込むことは難しいのではないかとすら考えたのです。

そして、ナラティヴ・セラピーのどの部分を、このような状態にある子どもたちとの会話に持ち込むことができるだろうかと検討してみたところ、「位置づけへの要請」という概念を利用することができると考えるようになりました。第3章の言葉と物語の役割についてのところで、私たちの言葉がけが、相手を位置づけると、説明しました。この概念を、話すことが難しい子どもたちとのかかわりにおいて、どのように利用できるのかについて検討します。そして、そのような場合に、再著述をどのようにみなしたらいいのかについても、考察を述べたいと思います。

カウンセリングという場面は、相手に何らかの話をすることを要求していくところでもあります。最終的に、話せるようになるとしても、最初から話すことに困難さを感じている人には、つらいところでしょう。そのようなところでは、話せない以上、自分はこの場所に来てはいけないと感じてしまったり、カウンセリングという場に来ることができないと思うようになったりすることは、対人援助職に就く者として、大変残念なことです。そこで、話せないことは、カウンセリングという場にいることができないという意味ではない、つまり相手に、話をしなくてもこの場所に来てもよいという立場を提供できるかどうかについて検討する必要があります。

小学校低学年までの子どもに対応する場合には、子どもたちに言語的な応答を求めることに、もともと比重を置かない場合がありますし、はじめからプレイセラピーに入る場合も多いと思います。そのような場面では、話さなくても、そこにいていいんだという感覚を持つことができるでしょう。ところが、小学校高学年、または中学生以上の人を前にして、相手が話すことに困難を抱えていようとも、何とか話してもらうことを前提にかかわりを始めてしまうことは、よくあることです。

次に事例を示しながら、このことについて検討します。

春美さんとの対話

春美さんの母親から、娘にカウンセリングをすることができないかという依頼を受けました。春美さんは、高校卒業後、単身、別の街の短大に通っていました。母親は、短大生活を始めてしばらくしてから、本人の様子がおかしいと感じ、見に行ってみました。すると春美さんは、自室から出ることが難しくなっており、食事を満足にとることもできなくなっていました。そのため、とりあえず自宅に春美さんを連れて帰りました。家族にとっては、高校まで特に問題もなく成長してきた春美さんが、ひとりで生活できないような状態になってしまうのは、予想もしていない出来事でした。その後、外に出る機会も非常に限られてしまい、家族以外と話すこともできなくなってしまっていました。

そのような中で、何とか筆者のところに、春美さんを連れてきてくれました。そうは言っても、面談の最中にもほとんど顔を上げることができない状態でした。ただ、声をかけると、微かにですがうなずいてくれる場面もありました。

このような状況の中で、まず面談場面を設定していくことから始めました。母親に同席してほしいのかどうか尋ねましたが、その部分は、比較的わかりやすくうなずいてくれました。そして、面談が終わった後は、母親と筆者が面談することになりました。その間、本人は、カウンセリング室で待機してもらい、私たちがほかの部屋に移りました。あまり長くなると不安をかき立てるので、目安として、五分から一〇分程度の時間を母親との面談に当てました。その間、春美さんには自由にしてもらっていいと伝えました。

一対一の面談を基本とするのがカウンセリングですが、話すことが難しい人にとっては、相当苦痛を伴うことになるのではないかと考えています。そのような人にとって、肉親、友人、パートナーの存在が、その場にとどまっているために、すがりつきたいような貴重な存在になるのでしょう。そして、私たちにとっても、言葉がうまく出てこない人に一対一で対峙するのは難しいし、時につらいと感じてしまいます。それは、言葉がけをしても返ってこない状況ですし、何とか「相手にしゃべらせる」ことに、こちらの神経が集中してしまうからです。しかし本人にしてみれば、初回の面談、慣れない場所、初めての相手に話せるようであれば、ここまで苦労しなかったでしょうし、筆者の前に来るようなことはなかったのです。

そこで、カウンセリングにおいて、同席してくれる人の存在が、大変貴重な役割を提供してくれることになります。同席者には、次のようなことを伝えていきます。まず、その場にいるのは、相談に来た人のためであり、カウンセラーのためではないということです。当然と感じられるかもしれませんが、状況によっては、この言葉による確認の価値がはっきりと感じられます。相談に来た人がうまく話せないとき、または、率直に言った言葉がカウンセラーに失礼になったのではないかと解釈できるようなとき、親などは、子どもの態度を正そうとしてしまいます。それは、相手に失礼であるというような気持ちになったからでしょうし、そのことを正すことができるのは、親である自分しかいないと感じるのかもしれません。このようなときには、「カウンセラーのための発言」をするのではなく、うまく話せない人に寄り添ってほしいのです。もし、それでも、カウンセラーに伝えておきたいと感じたのであれば、一対一の場面で言うようにお願いすることにします。

相手がうまく話せないようなときには、やはり「代弁者」になってほしいのです。親も子どもが話せない以上、自分が説明しなければいけないと思うことは当然なので、親が「代弁者の役割」につくようになることは、それほど不自然な状況ではありません。しかしこのときに、いくつか注意すべきことがあります。それは、こちらの態度が、あたかも子どもが存在していないかのように映ることがないように注意して行動することです。それには、親が代弁者としての役割についていいかどうかについて、相手の意思確認を行うことから入ることになると考えています。いくつかの質問をした後で、相手がうまく話せないとき、「状況をお母さん（お父さん）に説明してもらってもいいでしょうか？」と相手に尋ねることができるということです。

話さなければいけないという状況から解放されるので、多くの子どもたちが、比較的明確な意思表示を示してくれます。そして、「お母さん（お父さん）の説明に何か補足や訂正したいことがあれば、この面談が終わった後で、お母さん（お父さん）に伝えてください。それを、次回お聞きしますので……」と付け加えることもあります。

また、同席者の存在が、カウンセリングの方向について大きな意味を持つことになるのは、子どもとのやりとりの状態を確認できるからです。面談において、いろいろと話しかけたりしますが、親にそのようなやりとりはどうだったのか、ぜひ、帰宅してから聞いておいてほしいと伝えています。筆者が望む状態は、ある程度自分のモノローグ的なやりとりになってしまったときにも、相手がそれをあまり苦痛に感じておらず、なおかつ、「自分は話せないからダメ」と感じないようになっている状況です。

ですから、親に尋ねるのは、「なぜ、私に話せないのか？」ではなく、「私とのやりとりで、つらいと感じているところはないか？」「大丈夫と感じているところはどこか？」となります。多くの場合、「なぜ、話せないのか？」を追求しても、原因が見えてくることはありませんし、たとえ、見えたとしても、その原因に取り組めないことが多いのです。男性カウンセラーが「この子は、男性が苦手なんです」と聞いたところで、どうしようもないということです。この点に関して、筆者が思いつくのは、「今度、女装してきてあげようか？」と冗談を言うことぐらいです。ちなみに、これにうなずいてくれた子どもは、今までひとりもいません。

同席してくれる人が家族の一員である場合、カウンセリングの状況や方向性を、筆者と本人とのやりとりを通じて実感してくれるので、家でのかかわりにおいても、何らかの違いが出てくるということです。また、カウンセリングがどのようなものであったのか、今後どうするのかについて、本人が「カウンセラーの代弁者」となり、家族に理解を求める必要もなくなります。

そのような中で、まず初回の面談で行ったのは、「ここは、話すことを強要するところではない」と伝えることと、筆者とのやりとりで感じたことなどは、直接私に伝えられない場合には、母親に伝えてほしいということ、そして、できるだけ、「はい」「いいえ」で答えられるような質問をするので、少しでも意思表示をしてくれたら助かります、とも伝えました。このときに、うなずくことすら難しい子どもがいますので、指の数、指の動きなどで、その意思表示をしてもいいと伝えたりすることもあります。

このケースでは、母親から「問題」が提示されましたが、多くの場合、希望としては「よくなってほしい」ということになるでしょうか。しかし、カウンセラーとして、その問題を真摯に受け止めるものの、真っ正面から取り組む必要はないと考えています。「しゃべれない」から「しゃべれるようになる」という取り組みは大変つらいものであり、カウンセリングにおいて、相手との関係性がないところで、できるようなものではありません。つまり、「問題」そのものへの解決努力というよりも、「問題」からの影響を逃れる場面をカウンセリングで作っていけるか、に焦点を当てていきたいと考えています。子どもたちに、ユニークな結果や例外の存在を尋ねるだけでなく、カウンセリング自体が、問題から見たら例外的な場所となることができるか、を狙っていくことになります。

このようなときに、「問題」に影響を受けて何ができなくなっているのかについて理解するのも重要ですが、これは親からも聞き出すことができます。筆者が本人から引き出したいことは、何ができているのか、何に興味があるのか、どんなことに惹かれるのかという、問題からの影響を受けていない部分です。

さて、春美さんですが、「絵を描くこと」と「ゲームをすること」が興味の対象であると、かろうじて確認することができました。微かに、母親の耳元でこの言葉を出してくれたのです。言葉を発するのは、この「人の前でしゃべれない」という問題を理解すればするほど、大変なことであるとわかりましたので、少しでも言葉にして、筆者の質問に答えようとする気持ちはあったのだ、と理解することができました。もっとも、その場でここまで考える余裕がありませんので、後で振り返って理解できるようなことですが。

そこで、次回の面談から、筆者がパソコンに入れているゲームを一緒にすることができるし、パソコンで絵を描くツールがあるので一緒にやってみることもできる、または、紙に絵を描くこともできるが、どのようにしたいかを尋ねました。そのときには、答えがありませんでしたので、次回に、筆者はすべて用意しておくので、母親に希望を伝えてほしいと言いました。この件について、本人はうなずいてくれました。

相手の趣味や興味にすべて合わせることができないにしても、相手に合わせていくことは重要になります。後日、母親から聞いたのですが、絵を描くことはできないと伝えたようです。それは、自分の絵を見られるのにためらいがあるということでした。絵を描くということは、自分をさらけ出すという側面がありますので、ためらいがある可能性については、理解しておくべきでしょう。ちなみに、筆者も人前で、絵を描くことは、できれば避けたいと思っている人間です。

そこで、ゲームを一緒にすることにしました。ゲームに関しては、「ゲーム依存」「ゲーム脳」などいろいろと不安を煽る側面がありますので、全面的に賛成しかねる部分もあるかと思います。しかし、ゲームの利用で可能性として見えてくることもあります。それは、身体の動きを演出できるということがまずあげられます。『場面緘黙児の心理と指導―担任と父母の協力のために』（河井&河井、１９９４）の中で、社会的場面における私たちの行動を三つの水準に分類しています。第一水準は「動作・態度の表出」、第二水準は「感情・非言語の表出」、第三水準は「言語の表出」です。ここで、動作・態度とは、身体の動きでしょうし、感情・非言語とは、表情やうなずきなどによるコミュニケーションと理解できますし、言語とは、口を出る言葉です。このような表出は、第一水準なしに、第二水準はありえず、同様に、第二水準なしに、第三水準はありえません。

たとえば、私たちは緊張するとまず、言葉がうまく出なくなります。もっと緊張する場面では、表情の豊かさも失われてきます。そして、最後に、動きさえもぎこちなくなります。つまり、これは、うまく話すことができなくなった子どもたちとの関係性において、第三水準である「言語の表出」を狙うためには、相手の動きや、非言語的なやりとりが成立している必要があることも示唆しています。

このような視点に立つと、どのような手段であれ、動きを演出できるような取り組みは、貴重なものとなります。事実、春美さんとのやりとりにおいて、ゲームでうまくクリアできた面、できなかった面について、身体の動きだけでなく、喜びや残念さを表現できるようになっていきました。

さて、このようなゲームのやりとりなどを通じて、本人との関係性をよくしていきながら、今のような状況に陥ったのは、決して個人が全面的な責任を負う必要はないという考え方や、ましてや、親の育て方がその原因とみなしてはいけないという考え方を筆者が持っていることを伝えました。それは、「原因を追及し、解決方法を見出す」という方向性ではなく、今何ができるだろうかへの模索を始めるという方向性を提示しているのです。

そして、同席してくれた母親はこの側面をしっかりと理解してくれたように感じましたし、春美さんが回復するまでの取り組み、それは、往々にしてつらく長い道のりなのですが、付き添っていく覚悟のようなものを持ってくれたと感じました。

また、しばらくこのような面談を続けていくうちに、相手の「はい」「いいえ」を示すジェスチャーへの理解も深まってきました。たとえば、ある質問に対してうなずいてくれたとき、それは、自分の中で「はい」として受け取っていいという感覚であったり、相手が「はい」とは単純に言えないと感じているのだろうなという感覚であったりします。この感覚が出てくることによって、「単純には言えないのですかね？」とか、「もう少し言いたいことがありそうですね」と付け加えることができ、相手に配慮することもできたのではないかと考えています。

この期間、つまり、ゲームを一緒にすることはしてくれるけど、話すことがなかなかできない状況は、カウンセラーにとって、それほど楽なものではありません。もう少し何かできないのだろうかという疑念に、いつもつきまとわされます。このような中で母親がしっかりと娘の状況を受け止め、じっくりかかわろうとする姿勢を見せてくれましたので、筆者が励まされることもありました。

そして、春美さんにとっても、大変で、いろいろと考え、決断する準備をしているときでもあったというのが、後にわかりました。およそ三カ月ぐらいのかかわりの後、春美さんは、紙と鉛筆を持って、相談室に来てくれたのです。筆者が提案をしたのではありません。本人が、意を決したように、持って来てくれたのです。このような春美さんが見せてくれた姿勢に対して、感動に近いものを感じたと言っても、言い過ぎではないでしょう。

このときの会話は、筆者がしゃべり、本人が紙に書いて答えてくれるという図式のものでした。こうした本人との会話は楽しいものとなりましたし、相手も、伝えたいことがあるのだという態度を示してくれるようになりました。筆者は、春美さんの考え方に魅せられ、それを説明する言葉の言い回しに魅せられたのです。そのため、言葉の言い回し、表現の妙味を、同席している母親と一緒に鑑賞したりもしました。

この時期の前後には、家でも、元気だったときの状態に近いものとなっていきました。しかし、それと同時に家族の中に、違った考えも芽生えてきました。それは、元気になったので「そろそろ」外に出てもいいのではないかという発想でした。特に、父親がこの考え方の影響を受け始めたようでした。そこで、母親は父親を誘い、カウンセリングに同席してくれました。相談室の中で筆者を待っている間、春美さんは父親と母親に普段通りに話をしていたのですが、筆者の足音が近づくとともに、表情がなくなり、声が出なくなりました。このときに、娘の家での態度と外での態度に、これほどの差があることに父親が気づくことになったのです。そのため、娘の回復にはもう少し時間が必要だと理解することにつながりました。

この状況を理解するときに、筆者を嫌っているためイヤな人と会うのがつらくて、このような状態になってしまうのではないと理解できていることは、カウンセラーにとって重要です。自分だけには話すことができないという疑念は、自分のカウンセラーとしての資質や能力が欠けているのではないかという疑心暗鬼を持ち込むことになるからです。春美さんにとって、カウンセリングがどのようなものであるのかを把握している母親との会話を通じて、筆者が提供している会話に肯定的な感覚を持つことができていたのだと思います。

その後、所々で、自分の描いた絵を持って来て見せてくれたり、好きなゲームを紹介してくれたりしました。それが、筆者からの働きかけというよりも、春美さんからの自発的な現れだったことが、一番評価したいところです。

そして、あるカウンセリングの日、春美さんは、紙もペンも持って来ませんでした。その表情は少し硬かったのですが、母親が紙もペンも持って来ていないと伝えてくれたので、その理由は理解できていました。

たとえしゃべれなくても、それを「失敗」として扱うべきではなく、そのような挑戦をしたことだけでも賞賛に値する、と伝えるのを忘れないようにしようと考えていました。

そして、春美さんは、見事に話してくれました。人が、そうするという覚悟を決め、本当に成し遂げた瞬間につきあうことが何度かありましたが、そのたびに驚きを隠せません。話すことに慣れるまで少しの時間を要しましたが、その後は、ともすれば多弁と言えるほどに話ができるようになったのです。そして、次の決心ができるまで、会話を続けていくことになりました。それは、アルバイトを始めると言うことでした。

筆者も母親も、本人がアルバイトを始めると言ったとき、ためらいがありました。その動きが早急すぎるように感じたのです。ところが、本人の決意は固く、面接を受け、実際、アルバイトを始めてみて、そんなに楽なものではなかったようですが、何とか仕事をこなすことができるようになったのです。

筆者は、春美さんや母親との関係において、「しゃべったり」「社会生活に戻る」ことを解決しなければいけないものであるとみなさないような言葉がけをしてきました。いくらしゃべらなくても、社会に戻る様子を筆者に見せなくても、そのことを評価も批判もしないということを示したつもりですが、それは、本人がそのことに取り組む必要性を感じなくなるということではありません。カウンセリングの場にいる筆者も、春美さんも、母親も、「しゃべれるようになること」「社会生活に復帰すること」が避けようもないことであると、痛感していたのです。

つまり、春美さんは、筆者と、どのようにしてしゃべるのか、どのように社会に戻っていくのかについて、協議することはなかったのですが、自分なりにいろいろと考えていたのでしょう。そのため、本人の気持ちが整った時点で、それを行動に移せたのだと理解しています。

このような状況は、不登校状態に陥った子どもたちとのかかわりでも、見ることができます。不登校状態にある子どもたちと関係性を深めていくと、多くの場合、高校進学のような機会を使って、学校に戻っていくという決意を持つようになります。どのようにして戻っていくのかについて、あまり話すことはありません。ただ、再開するのです。

筆者が、熱心に学校に戻ることを勧めるわけでもないのに、子どもたちがそのような決意を持つようになるのはどうしてなのだろうかと、考えたことがあります。当然、学校というディスコースの存在もあるでしょうし、保護者や先生の言葉がけもあるでしょう。そして、同級生の存在も見えるときがあります。その中で、筆者との関係において、ひとつの可能性があることに気づくようになりました。それは、子どもたちは、何かの成果を報告したくて、言い換えれば、「私を喜ばせたい気持ちで」、そのようなことをしていく側面もあると考えるようになったのです。カウンセラーが真剣に対応してくれればくれるほど、それに応えなければならないと感じるのでしょう。

ある高校生の女の子は、学校生活に苦しんでいたのですが、本人なりの進路を見つけることができ、それに取り組めるようになりました。そのときに、「やっと、よい報告ができました」と言ってくれたのを思い出します。いつも、うまくいかなかったことしか話せなかったことに、申し訳なさを感じていたのではないかと想像できるのです。

春美さんは、質問をすると、その質問の意味するところをしっかりと理解しない限り、安易に答えるような人ではありませんでした。そのため、「はい」「いいえ」で単純に答えるのではなく、「はい」と言えるときはこのようなときですと、必ず「はい」が意味する領域を提示してくれました。そのような会話のやりとりは、自分が質問をする言い回しによって、相手がどのように受け取るのかという気づきをもたらしてくれます。カウンセリングで、子どもたちに質問をしても返ってこないときが多々ありましたが、それは「答えられない」のではなく、質問の意味するところが相手にとって明瞭ではないので、どう答えたらいいのか判断できないときだったのだ、と気づくことになりました。カウンセリングにおける関係性が深まってくると、筆者の質問の意味を問い返せるのですが、そこに辿り着く前には、なかなか答えられないのでしょう。

再著述とは

このようなかかわりの中で、何が変わったのでしょうか？　筆者は、この項を「再著述」として書き始めましたが、そのことをいまだにうまく言葉にできないでいます。

春美さんからも、母親からも何らかの言葉を引き出そうと努力はしてみました。それでも、このようなオルタナティヴ・ストーリーであるとうまく説明できるような形では提示することができません。ただ、筆者とのかかわりにおいて、人生における価値観、考え方など、さまざまなものが新たに生じたと伝えてくれました。

そこで、本書を書くにあたって、春美さんにとって、筆者とのカウンセリングはどのようなものであったのか尋ねてみました。春美さんは、「カウンセリングを受け始める前、あのような状況の中では、自分の気持ちを話せるのは姉と母だけでした。姉と母に話せる中身はそれぞれ違っていました。姉に話せないことは母に、母に話せないことは姉に話していました。カウンセリングを始めて、先生と話すまでに時間がかかりましたが、(筆談を含めて)話せるようになると、先生にはその区別なく話せたのです。先生は、『何でも話せる友だち』でした」と伝えてくれました。

ナラティヴの視点から、クライアントがクライアントとしての意識を持つことなく、筆者との会話に参加してくれたことは評価したいのです。

そして、カウンセリングにつきあってくれた母親には、ここまでの文章を改めて読み返してもらい、何か感じたこと、考えたこと、言いたいことはないかを尋ねました。この母親の文章をもって、この項を締めくくりたいと思います。

母親からの手紙

春美は自分よりも、ほかの人の都合を大事にする子どもでした。親にも気兼ねをして、要求もせず、反抗することもなく、いつも譲ってばかり。そのため、進学先を決めるときも、自分の意向より、親の意向を気遣っていたようでした。けれど、私は、そのことには気づくどころか、はっきりと決めない春美にイライラして、優柔不断だとか、自分を持っていないとか思ったりしていました。調子が悪くなってからは、下の子どもに障害がありましたので、そちらに私が手をかけすぎてしまって、さびしい思いをさせてしまったためではないかと考えることもありました。そのうちに、原因を考えることばかりに意識が集中してしまい、頭の中は収拾がつかなくなっていました。

面談を申し込む前は、どうしたらいいのかわからない中、周りの家族も悩んでいました。が、それ以上に本人はどんなにつらく、どんなに苦しかったことでしょう。こうして書いていると、涙が出てしまいます。面談を受け始める前よりも今のほうが、当時の春美の苦しさを強く感じるのです。

私は、初回の面談を終えた時点で、うまくいっても、いかなくても、続く限りのところまでいく覚悟のようなものができていました。春美の、先生の面談を受けるということに対する拒否感や違和感もありませんでしたし、何より面談中の先生の態度や言葉に、私自身が強く反応しました。先生の言葉や態度は、今までに体験したほかのものとは違っていました。

それは春美も感じていたと思います。拒否感や違和感を訴えなかったのは、自分を受け止めてくれる対象を見つけたからではないかと理解することもできました。面談を、一日も休むことなく続けられたのは、そういう部分があったからではないかと。

覚悟はできていたのですが、面談当初は、自分がグラグラと揺り動かされているような感覚がありました。話さない春美。話さない春美に語りかける先生。それをじっと聞き、見守る私。

「私は、何をすればいいのか？」

答えの出ない考えが、しばらくはつきまとっていました。けれど、面談の度に先生のかける言葉が、グラグラ揺れている気持ちの隙間に、少しずつしみこんできました。そして、すべてを受け止めていけるような気持ちが湧いてきたのです。

面談は、個人の反省を促されるものでもなく、話せないことで置き去りにされることも、責められることもなく、穏やかで温かいものでした。ごまかしなどない真剣さがいつも、まっすぐに私たちに届けられていました。

話すことができないという大きな困難を抱えていましたが、筆談を始めることができたときには、安堵感を覚えました。本人が直接、意思表示ができることで、しっかりとした会話が始まったと理解しました。

初めて、先生と会話ができた日に、

「お母さん、知っている？　骨折したところは、くっついた後、前よりも強くなるらしいよ」と言いました。自分のことをたとえて言っているのだと思いました。私に向けて話してはいましたが、自分自身にも向けられていたようにも聞こえました。

春美は厳しい状況にありましたが、何もできない人、何も決められない人などではありませんでした。今は、自分を隠すこともなく、自分の生活を十分に楽しめている、春美の姿があります。

面談には、実にたくさんの時間を費やしました。けれど、費やした時間の価値は何物にも代えられない貴重なものです。私たち家族は、それをしっかりと受け取りました。以前に、立ち話でしたが、先生に、この一連の面接を、「なんて美しいのだろう」と思ったと伝えました。そのときは、それだけしか言えませんでした。今、少しだけですが表現ができます。私は、小さな宝石のような輝きを、この面談での関係の中に見つけました。面談に費やした時間と、面談と面談をつなぐ生活の日々の中に、輝きのすべてが詰まっていました。そして輝きは、時間がたっても消えるようなものではないようです。今も輝きは続いています。

最後になりましたが、苦しかった日々を、共に過ごし、勇気と希望を見つけ出す旅に参加してくださったことに、とても感謝しています。

まとめ

再著述や共著述については、どのような状態になれば、オルタナティヴ・ストーリーが生じたと理解してよいのか、筆者の中でまだ明確な形とはなっていません。カウンセリングのかかわりをとおして、表情、態度、発語などが大幅に豊かになり、時には学校生活に、時には社会生活に戻っていった人たちに付き添ったことが何度もあります。しかし、ナラティヴ・セラピーにおける再著述や共著述という視点からは、どのように理解してよいのかわからないままで終わってしまうことも多々ありました。

これは筆者が、オルタナティヴ・ストーリーに対する完成度や浸透度を高いところに設置してしまったために、再著述とみなすことができないだけという可能性もあります。相談に来た人が話をしてくれるさまざまな挿話を集め、それを、オルタナティヴ・ストーリーであるとしてしまう可能性もあるでしょう。実際、ナラティヴ・セラピーの文献を読んで、その程度でオルタナティヴ・ストーリーとしていいのだろうか、と感じることもありました。

筆者は、現時点において、オルタナティヴ・ストーリーとは、このようなことであると、あえて言うべきではないのかもとも、感じ始めています。その人の人生は、日々変化しているものですし、これからも成長するからです。しかし、その人を取り巻くストーリーに、大きな変化が生じたと、しっかり認識することはできます。この領域をどのように記述していくかについては、まだまだ検討の余地があるでしょう。もしかしたら、その人の豊かなストーリーは、要約的なものとすべきではなく、十分な言葉を用いて物語として書き留めるしかないのかもしれないとも考えています。また同時に、どのように読むかという点において、読者の理解や意味づけも大切になります。そのため、オルタナティヴ・ストーリーも、その人を受け入れることのできる「関心を分かち合うコミュニティ」で十分にその価値が認められるということになるのです。オルタナティヴ・ストーリーとは、支配的ディスコースの価値観や要求を満たすためにあるものではないことも、重ねて理解しておくべきでしょう。

筆者がナラティヴ・セラピーを使用する段階として、オルタナティヴ・ストーリーとするための材料（まだ語られていない挿話）を引き出すことは何とかできるようになってきた部分もありますが、オルタナティヴ・ストーリーとしてつくり上げるということには、もっと研鑽を積む必要があるようです。

さて、次の章では、筆者が相談を受けたときのセッションを、そのまま活字にしたものを提示します。外在化という視点では、それほど、顕著に目立つ会話の例ではありませんが、これまでに説明してきたナラティヴの要素を、この会話の中に見出すことができるのではないでしょうか。

第6章

ナラティヴによる会話の例

最後の章では、これまでの説明をまとめるという意味で、カウンセリングにおける会話の例を提示します。

この会話は、あるカウンセリングの研修会で、筆者がカウンセリングのデモンストレーションとして行ったときのものです。デモンストレーションの相手となってくれた人は、二〇歳半ばの女性（夏美さん、仮名）で、相談業務に従事しています。ここで提示される問題は、彼女が社会生活を営むのが困難なほど大きなものではありませんし、彼女自身とても健全な印象を与えてくれる方でした。

しかし、このような会話の中で、筆者がどのように言葉をかけ、どのように返し、どのように質問していくかについての検討を加えることができると判断しましたので、ここに掲載しました。

なお、この会話を収録したときには、研修会に参加している人たちが同じ場所にいたということも念頭に置いてください。参加者は八〇名ほどで、すべての参加者と面識があったわけではありません。また、個人情報に関係している箇所には、少し修正を加えていますが、基本的にはどのようなことを相談するかについてなど、事前の調整を一切していない会話です。そのため、筆者がうまく返せていない部分、質問をうまく表現できていない部分、相手の言葉をうまく理解できていない部分、不必要な言葉などが見えてくると思います。

「クヨクヨ」という問題に関する会話

文章中の説明は、いわゆる「後付け」の説明です。リアルタイムの会話に従事しているときに、説明で示したほどしっかりと検討して、質問しているわけではありません。

国重：それでは、あの、一応、始めたいと思います。

夏美さん：はい。

国重：よろしくお願いします。

夏美さん：はい。

国重：じゃ、今日来られたときに、何かね、相談してみたいことを、設定されたというか、考えられたとお聞きしていますので、概要をお聞きしてもいいでしょうか？

夏美さん：はい。ええと……、小さいことに気を取られてしまって、それでちょっとクヨクヨして、次のステップに進むのに、こう、気持ちの切り替えがへたくそ……だなあと、昔からだったんですけど、こういう仕事もしているので、いい加減上手になってもらわないと困るなあと思いながらも、やっぱりへたくそで、周りから自分がどう思われているのかとか、今自分が言った言葉を人がどう感じているのかとか、逆に、人から言われた言葉の意味とかを、ちょっと考えすぎて、ひとりでクヨクヨしちゃう。もうこの年だし、もうそろそろ、上手に切り替えができたらいいなと……思っているところです。

相手が話をしてくれたとき、相手の話のどの部分に反応するかについて、私たちは選択肢を持っていると考えることができます。話の要点として見た場合、「クヨクヨすること」「気持ちの切り替えが下手なこと」に返すことは当然でしょう。ところが、選択されたものには焦点が当たりますが、選択されなかったものについては、その場の会話から除外されることになります。

このとき筆者は、話の要点となるものについては、いつでも戻ることができますが、少し気になっているところについては、ここで扱っておかない限り、今後の話題から外れてしまうことになると思ったのでしょうか、「この年になったら」というところに返しています。もちろん、要点となる「クヨクヨ」に戻ることを忘れないようにしなければいけないと思いながらです。

国重：今、話を聞いて、まあ、いくつかあるのですが……、この年、まずこの年になったら変えなくちゃいけないというのは、考えとしてどこかにあるのですか？

夏美さん：あの……、子どもの頃見ていた、その二六、七のお姉さんというのが、すごく大人に思えてたのに、いざ自分がその年齢に達したときに、なんか中学校のときに思っていたようなこととかを、今だに思っていたりするっていう……、あまり変わっていないなと……。

国重：なるほど。

夏美さん：成長しないな～私って、というところで、なんか、そのような自分がいて、ほかの人は同じ年の子でもそのように見えない、大人に見えるから、自分は子どもっぽいな～と。

国重：なるほど。

夏美さん：そういう切り替えも上手そうに見えるんですよ。だから、私って、まだまだかなって、思うんですよ。

国重：それは、今ですね……ほかの人を見ての評価がありますよね……、その見方というのは、夏美さんに対する見方というのは、自分で自分を見る見方と、ほかの人が夏美さんを見る見方と一致しているのですか？　ある程度？

夏美さん：（少しの間）ああ……（少しの間）あ……一致……（少しの間）、最初の印象と、その関係が深まるにつれての印象は変わってくるんですけど……、最初はそんなふうには見られていないですね。

国重：ほう……、で、時間が経つと、何が見えて……。

夏美さん：なんかこう……、あ、そんな人だったんだ、みたいに言われるんです。

国重：そんな人だったんだという部分は、先ほど、小さいことをクヨクヨしたり、大人ではない部分が見えてくるということですか？　そういうわけではないんですか？

夏美さん：あ、違いますね。

国重：あ、違う？

夏美さん：違いますね。

国重：なるほど。どういう部分が？

夏美さん：あ、なんか……（少しの間）、結構、おちゃらけたところがあるんだね、みたいな、おもしろいんだね、とか、というようなふうに、関係が深まると言ってくれる方もいます。

国重：なるほど。じゃ、逆に、周りの人が見て、この問題を言わなければ、見られることがあるんですか？　クヨクヨする夏美さん、小さなことにこだわる夏美さんというのは、周りの人が見えるということはあるんですか？

夏美さん：（少しの間）ああ、言うから……でしょうね。気にしていることを言うから……、そんな気にしなくてもいいのにっていうことですよね？

国重：はい。

夏美さん：ああ、そうなりますね。

国重：なるほど。それをしなかったら？

夏美さん：気づかれない……、気づかれないですみますね。

国重：ああ、なるほど。内面のことは、そう思っていても表面には出てこないのか、周りの人から見たら、違ったイメージにちゃんと見えるのか……。

夏美さん：どういうことですか？

国重：どういうことかというと、ええと……、内面のことは、言えば、まあ、相手はそう思うかもしれないけど、もし言わなければ、違った夏美さんを見続けている可能性があるんですか？

夏美さん：(少しの間)ああ……、そういうふうに見てもらえたらいいですけど、自分がそれをできているのか……、顔の表情とかですよね？　あと、態度……、落ち着きがなかったりとか……。

国重：はい。

夏美さん：そういうのを……、自分は自分なので見れないわけですよね。だから……、そこら辺はどうなのかな？

国重：じゃ今の可能性で……、ええと……、夏美さんがちっちゃい頃見た、二〇真ん中ぐらいのお姉さんのイメージってありますよ？　今、その子たちが、夏美さんを見たら、どんなふうに見えますか？　やっぱり、あのときのお姉ちゃんのように映る可能性ってあるんだろうか？

夏美さん：ああ……（少しの間）、どうなんでしょうね……（少しの間）、（笑いがもれ）聞いてみたい。

国重：聞いてみたいですね。はい。わかりました。

この間に、自分が自分で提供している「自分自身の描写」と、ほかの人が提供してくれる「自分自身の描写」を対比させています。グレゴリー・ベイトソンが「差違のニュース」（Bateson, 1979）ということを話しています。これは、私たちは対比によってしかものごとを知覚することができない、というものです。身近な例で言えば、蛍光灯でしょう。古くなって輝度の落ちた蛍光灯は、新しいものと比較することによってしか、私たちはその程度を理解することができません。

ここでは、ふたつの描写が一致していないことを知ることがまずは重要であると考えています。その後、そのふたつの描写がどうして一致してこないのかを理解するための、足がかりとすることができるからです。これは、多くの場合、矛盾として理解されますが、矛盾していること自体に指摘をするのではなく、どうのようないきさつで矛盾が生じているのだろうかという、興味を提示することのほうが重要です。

国重：（少しの間）ええと、そうすると、ちょっと戻るんですけど……、小さいことって言いますけど、小さいことって、誰が小さいことだと言っているんですか？

夏美さん：ああ……（少しの間）、うーん……、（しばらく考えて）人に話したときに、「そんなこと気にしていたの？」っていう……、

国重：ああ、そういうので？

夏美さん：そこは気にしなくていいところだったんだと、後から気づくとか……、（しばらく考えて）

うーん、ま……、小さい頃、わりと子どもの頃から、そういうことをクヨクヨしていた、する部分があったので……、親に言いますよね。

国重：はい。

夏美さん：そんな小さいことで、とか、いつも、そんな、ぐちぐち言っているのね、とかいうので……、ああ、（私は）ぐちぐち言っているのか、小さいことを気にしているんだ、っていう……。

国重：なるほど。じゃ、ええと、ちょっと、僕、興味があるのは……、周りが小さいこととして受け取ってしまったために……、なんか、いろいろと感じていたことを出せなくなった、「それを感じちゃいけないんだ」ということになっている可能性もあるんですか？

夏美さん：ああ……（少しの間）、でも……、でも、大事なことかもしれないし、それを感じることが……、それは私にとって大事なことかもしれない、見過ごしてたら……、見過ごしてしまって後々、大きな問題になっていたらイヤだなということもあるので……、それを感じることがダメだというふうには思ってはないです。ただその、うまい切り替えとか……、そういう部分にまだちょっと、引きずるというか、小さいことをですね。感じちゃいけないとは思ってはないです。

国重：なるほど。そうすると、今、お聞きしていたら……、小さいことをクヨクヨというか、感じている……そのことに関しては、大切だっていうのは、やっぱり思っているわけですね？

夏美さん：ですね。自分が感じるってことは、まあ、ひょっとしたら、ほかの人も感じることかもしれないし……、それがもし、後々大事なことだったら……、ちょっと伝えてみることって必要だなって思うので……（少しの間）。

国重：はい。わかりました。そうするとね……、「小さなこと」という表現がこの辺でうまくマッチしてこないと思うんですけども……、いわゆる、人によっては、もしかしたら、すごく大切なことを感じているかもしれないんですよね。夏美さんにとっても大切。「小さなこと」という表現じゃなくて、何か、「大事なことを大切に感じる」とか、なんかうまい表現はありますか？

夏美さん：（少し考えて）あ、「気遣い」とか、「心くばり」みたいな……ところで……。

国重：「気遣い」とか「心くばり」みたいなものではないかということで？

夏美さん：（自分で考えているように）うん……、うん……、ですね。なんか……、うーん……、中学生ぐらいのときに、そういうのが足りなくって、お友だちと喧嘩をしたことがあって……、で……、その……、自分がそういうのが足りないから、人を傷つけたり、悲しませたりすることがあるから気をつけようと。

国重：なるほど。

夏美さん：人が……、人が、一〇ぐらい気をつけているんだったら、私は一五ぐらい気をつけていたほうが、後々いいんだなというのを、そのときに思った……、うん、学んだというか、思った。たぶん、そこからだったと思います。

国重：なるほど。ええと、そうすると……、その、なんていうのかな、気遣いだとか、心くばりというものに意識があって、気づいていられるというのは、あるところで、望んでそうなっているところがあるということですか？

夏美さん：そう、そうですね。うん、そうしなきゃいけない。

国重：なるほど。で、それは大切なことなので、そうなったということですけども……、そうすると、今ここでの話というのは、それを捨てるという意味ではない……、と思っていいですよね？

夏美さん：ああ、そうですよね。

国重：どうですか？

夏美さん：ですね。そういうことをやめたいとは思っていないですね。

国重：なるほど。そうすると、気づいている部分を中に取り込んで、気づく部分があったら、痛みも感じるだろうし、気にするだろうし……、それをどう処理するかの話として考えたらいいですか？

夏美さん：あ、そうです。はい。そうです。処理の仕方とか、納め方ですね。持っていき方というのが、まだ、足りないなっていう……。

国重：なるほど。

「小さいこと」に「クヨクヨ」することが、ここまでの話としての主題であると理解できます。しかし、私たちは、「小さいこと」がどのようなものなのか、わかったようでわかっていないかもしれません。また、相手が「小さいこと」という言葉によって、何を伝えたいのかも、わからないのです。

そのため、筆者は「小さいこと」とは何であろうかと、脱構築しています。その「小さいこと」が、なぜ小さいことなのかを理解するために、誰がその「評価」を加えているのかについて、確認しようとしています。

すると、夏美さんは、それが「大事なことかもしれない」という側面も伴っているものであるということを伝えてくれます。今までにしっかりと考えてきた人なのでしょう。自分がしていることに対しても相当振り返ってきたのではないかと想像できます。

そしてこのとき筆者は、夏美さんの問題を「小さなことでクヨクヨする」ことであるという描写のまま残しておきたくはありませんでした。そこで、代わりとなる描写を夏美さんから求めています。一部でも名称の変更は、問題の全体像に影響を与えることができます。「小さなこと」が「気遣い」や「心くばり」に変更されたことによって、「クヨクヨ」も変更されていきます。「気遣いや心くばりにクヨクヨする」とは言わないからです。

そして、「小さなことにクヨクヨすること」はやめたいのかもしれませんが、「気遣いや心くばり」であれば、やめる必要性もなくなるのです。そして、「そういうことをやめたいとは思っていないですね」とまで言えるようになるということです。

この後、会話の主題が「小さなことでクヨクヨする」ことから、「処理の仕方とか、納め方ですね。持っていき方」に変更されることになります。

「処理の仕方」に関する会話

国重：で、ちなみに、今、どんなことをしようとしているんですか？　それを処理するために……。

夏美さん：それを処理するために……。うーん……、（しばらく考えて）自分の周りで、一番確認しやすい人とかに、とりあえず話してみる。

国重：人に話をしてみるということですね？

夏美さん：うん、とか……、うーん……、（しばらく考えて）すぐには言えないので、ちょっと置いて、やっぱり気になること……、いくつか気になっていたことで、やっぱり気になるということが残っていくので、それを、時間が経ってしまうけど、「ちょっとあのときね、気になっていたんだよ」っていうのを伝えてみて……、で……、その話を聞いてくれた人とかが、「ああ、確かに言われてみればそうだね」とか、「でも、あれはあれでいいんだよ」とか、言ってもらって、「ああ、そうなんだ」って、「聞いてくれてありがとう」ということで、今は、収まってはいるんですけど……。

国重：なるほど。

夏美さん：でも、なんか、こう、ひとりでできないのかなと思ってて……。そういうのができる人が大人っていう、私のイメージですかね。

国重：なるほど。もう少しいいですか？　じゃ、大人は、気になったことは、ひとりで処分、処理すると、それが大人だと？

夏美さん：うん、なんと言ったらいいのかな……、あの……、そういうことができる、周りに悟られないというのが、大人……なんでしょうかね……。

国重：「周りに悟られない」というのは、どういうところから来るものなんですか？　大人は周りに悟られない。どこから来るのか、僕の中でピンと来ていないので……。

夏美さん：ああ。うーん……、（しばらくの間の後）お父さんとかが、仕事が大変なのに……、後々聞いたら、ものすごい問題が起きてた仕事をしている中で、（問題が）起きていたにもかかわらず、普通に帰ってきて、普通に焼酎飲んで、普通に寝て、普通に起きて、また仕事行って、という生活をしてるという姿とか……、あと……、それは、母親、お母さんにも言えることで……、なんか、そういうことよりも、私たちのことを見ててくれるという姿とかが……、なんかその、なんだろう……、自分のことは自分でっていうイメージにつながっていると思います……。

国重：それは、そうなりたいものですか？　たとえば、仕事で非常に大変なときに、家に帰って、なんか……、焼酎を飲んでというのは……、そうなりたいということですか？

夏美さん：ああ……（しばらく考えて）、そういうことに耐えられる強さもほしいな〜と……。

国重：いま、「も」と言いましたけど、完全にそうなりたいということではない、ということですか？

夏美さん：そうですね。「も」って言いましたね。そうですね……。そういう強さとか耐えるっていうことも……、ほしい……。

国重：ほしい……。なるほど。で……、かたや、人に話をして、人にこのように確認しながらするというのは、どういうレベルというか……、どういう……、なんというのかな……、なんかこう……、あってはいい、あってはいけないとか……、そういう状態でしたら、どういうところに位置づけられてるんですか、それは？

夏美さん：ああ……、うーん……、（しばらく考えて）そうですね……。それは……、（しばらく考えて）うーん……、それも私が望んでいるということという……。

国重：それもありだと？

夏美さん：（うなずく）

国重：ああ、なるほど。

夏美さん：なんか……、（少しの間の後）ちょっとわがままかもしれないですけど、人とのつながりはほしい、でも、それに頼りすぎてはいけない。だから、そういう強さとか、耐えるっていうのもほしい……っていう……。

国重：なるほど。そうすると完全に相談しないで自分でやれば、というのが、理想型というか、望んでいる形ではないですね？　そうしたら？

夏美さん：ああ……、そう、そうですね。うん、そうですね。うーん……。うーん……そうですね（考えている様子）。

国重：で、もうひとつ、僕……、あの、職業を知っているので好奇心としてあるんですけども……、相談を受ける立場として、相談に来た人をどう認識したいんですか？

夏美さん：ああ、いや、よく来てくれたなあ、と思って……。

国重：で、それは、その、じっとひとりで我慢するというタイプがいいとする価値観に、どう、なんかこう、関連していくんですか？

夏美さん：ああ、なんか、こう……、うーん……、ひとり……、ひとりでできる、なんかこう、耐えたり、問題を解決できたりっていう、そこも、ありだけど……、ここに来れば、いますよっていう……、だから、来ていいんだよ、っていう……。

国重：はい。その「来ていいんだよ」という言葉は、自分自身に対しては、どうマッチするんですか？

夏美さん：ああ～……、自分自身に対しては？

国重：はい、言葉として用意されているものなのか、なんかその辺が、僕は、興味があるんですけど……。

夏美さん：ああ、自分自身に対しては、用意はされていないかな（苦笑）。

国重：ああ、それはどうですか……、「あり」として取り入れたいのか、「男は黙って酒を飲んでいたい」というようなイメージが頭にあるんですが（笑い）、まあ女性なので……、あれですけども……。

夏美さん：あ、きっと、その「来ていいんだよ」っていうのは、その、職業として、こういった仕事をさせていただいているっていうところで、思っていて……、個人の、その、私には、用意されてない……、用意されてないというか、あまり使っちゃいけないアイテム……

国重：なるほど。はい。はい。

夏美さん：ドラえもんのポケットの中から出てくるには、ちょっとレアな感じっていう……。

国重：レアな。はい。タケコプターほど頻繁に使っちゃいけないという……（双方笑い）。

夏美さん：（うなずく）

国重：なるほど。

会話の主題が「処理の仕方とか、納め方ですね。持っていき方」に変更されていますが、ここでも、依然として、これが何を意味するのかについて、相手が意味するところをつかもうとしています。「大人は処理をしなければいけない」という価値観を脱構築しようとしている段階であると見てもいいでしょう。

ここで見えてくるのは、「大人はひとりでしなければいけない」という価値観と自分の比較なのではないでしょうか。このようなときは、「ひとりで処理できる」「ひとりでできない」というような極端な状態について会話を進めないように心がけています。こうした話には、中間地帯が必ず存在するからです。

ここでは、その中間地帯には、どのようなものがあるのかを探っている場面でもあるのです。人に相談したりして、頼って処理することは、「ドラえもんのポケットの中から出てくるには、ちょっとレアなアイテム」なのです。しかし、この描写によって、相談することと人に頼ることへの抵抗感は残されてはいますが、使ってはいけない手段ではないとも示されている、と見ることができます。

国重：で、今の状態を見たら、ちょっと使っちゃっているかなという感じなんですか？　それとも、まあまあなのかなっていう……、頻度的な問題なんですが、どうですか？

夏美さん：ああ……、ああ……、今までは使ってたほうだと思います。だけど……、これからちょっと使えなくなるんじゃないかな、っていう……。

国重：その考えは、どこから来るのですか？

夏美さん：あの……、その、いつも話を聞いてくれてた人と、ちょっと物理的な距離ができそうな感じで……、て、なると……、まあ、ちょっと、こう……、絆とか、そういう部分では密かもしれないけれども……、接するという面で、ちょっと遠のいてしまうので……、もし自分の、そういったときに、その、アイテムって言い方も変ですけども……、そういうのがちょっと難しくなるなあ〜、ってなったときに、やっぱり強さも、耐えることも必要だなっていう……。

国重：なるほど。それは、どっちのほうが先ですか？　たとえば、それが、なくなるということで強くならなくちゃいけないと感じるのか、もし、そこにそれがあるとすれば、まあ、使っていたいなという……。いわゆる、なくなるから、今強さを自分に求めたいということなんですか？

夏美さん：あ、それですね。なくなるから……、なくなってしまうかもしれないから、というか……、そういうところですね。

国重：これから強くやっていかなくちゃいけないというところがありますね。じゃ、その状況、今の状況的な要素も、今ありますね？

夏美さん：うん、ですね。

国重：今の現時点では？

夏美さん：(うなずく)

国重：(少しの間があって) そうすると、その人に話をすることで、その、クヨクヨするとかという切り替えというのは、その、効果的なものとしてはあったわけですか？

夏美さん：はい。絶大だったと思います。

国重：絶大だったと……。（少しの間があって）そういった意味で、やり方としては、その人がいなくなってしまうので、ちょっと今、なんか、強くならなくちゃいけないという問題ですけど……、やり方としては、非常に効果的な、絶大なものを持っていたと言えば、持っていたということですか？

夏美さん：そうですね。うん、あ、そうです。

国重：なるほど。

夏美さん：本当は、あまり使っちゃいけなかったんだろうけど……、使ってたんですね……。

国重：でも、それは、ちゃんと、あの……、やり方としては成立していた……。

夏美さん：してて、次に、こう、気持ちの切り替えみたいなところはできていた。

国重：できていたということですね。はい。

いろいろなメタファーを活用して、人は説明してくれます。時に、そのメタファーが見事なので、その言葉に納得してしまうことがあります。しかし、後々振り返ってみると、果たして、相手の伝えたかったように自分は理解していたのかどうか、定かではなくなるときがあります。

ここで、筆者は、「レア」という言葉を、しつこく考えているのだと思います。この言葉によって、どの程度のことを伝えようとしているのか、考えていました。

そのようなところを探っていくうちに、「そのアイテム」が活用できなくなるかもしれないという不安から、問題としてあらわれてくるという可能性も見えてきました。つまり、問題は特定の文脈において威力を増してくるのですが、別の文脈ではそれほど目立つことはないかもしれないのです。そのため、筆者は、今の悩みは、ある特定の状況に依存しているかもしれないという可能性について、確認しようとしています。

また、ここまでの主題である「処理の仕方とか、納め方ですね。持っていき方」にも、ひとつの重要な視点が提供されたことになります。それは、夏美さんは、「絶大な」方法をすでに持っていたのです。つまり、相談を受けるほうとしては、夏美さんを、そうするすべを何も持っていない人であるとみなさなくてもよいということにもつながります。ただ、別の方法を模索してみたいところなのです。

国重：それができなくなったので、さあ、どうやってやろうかと？

夏美さん：うん。

国重：ということですね。

夏美さん：うん。

国重：わかりました。で、それは、何をやられていたんですか？　その、話すことによって……。

夏美さん：あ、これでいいんだという……。

国重：これでいいんだという……。

夏美さん：そういうふうに思って……、あ、もちろん、そうじゃないんだよっていうことも、言ってもらえたし、それでいいんだよというような感じ……、で、いろいろこう……、議論というか、話をするわけです。そのテーマについてですね。最終的に落ち着くところは、こう、私は私でいいんだ、あなたはあなたでいいんだ、と言ってもらえているところに落ち着くっていう、感じでしたね。

国重：なるほど。

夏美さん：それが、すごくその次につながるっていうか、また明日もがんばろうとか、じゃ、ほかにもこういう問題があるから、それについては、どういう見方ができるのかとか、というところにつながっていっていたんだと思います。

国重：そうすると、何を確認していたのか、何を得られていたのかといった場合は、「夏美さんが夏美さんのままで、ああ、いいんだ」ということを確認できていたという……。

夏美さん：安心ていうか……。

国重：安心。はい。はい。

夏美さん：うん

国重：安心ですね。じゃ、ちょっと揺れたときに、その安心したポイントに戻ってこられる？

夏美さん：戻ってくるとか……、その、自信とか……。

国重：自信？

夏美さん：元々そんなにないので……、あと、その……、こう……、ケ・セラ・セラじゃないけど、ま、いいじゃんと……。

国重：ま、いいじゃんと。はい。

夏美さん：そういうところに……、（両手で自分の視野を狭めて）こうなっているところを、広げて……、それに自分も気づけて、「ああ、まあ、そうだよね」って、「そっか、そっか」って、「ああ、よかった」って、なるんです。

国重：なるほど。

ほかの手段を模索する前に、「絶大な方法」についてももっと知りたいところです。その有効な方法では、どのようなことをして、何を得られていたのかについて、もっと理解していくことは、ほかの手段を模索する上でも重要なことになります。私たちはまったく同じ有効な手段を模索したくなりますが、全体として同じようにパッケージされた手段を探し出すことは、なかなか難しいとき、もしかしたら、その一部の要素は別のところで見つかるかもしれないからです。

また、何を得られていたのかというところにも焦点を当てることによって、目標から手段を探すことも可能になりますし、夏美さんが何を得たいのかも見えてきます。

国重：そうすると、今こうやってて、その人に話をしたり、ディスカッションをすることによって、どういう状態までいくって言ったら、「ま、いいかな」とか、あと、まあちょっと自信が、まあ持てたりとか、安心しているということですけども……、それは、人と、こう、その人と話をすることで、得られる。でも、これからはちょっとない……、それは代用とか、ほかの手段という可能性はありますか？

夏美さん：うーん……、（しばらく考えて）その子だから言えていたのが大きいと思いますね。なので、ほかの人に、言うっていうことは、少し抵抗が……、まあ、こんなことを言っていいのかなとか、聞いていいのかなとか……、っていう部分の抵抗ですね。……はありますね。

国重：でね。その人に言うっていうのは、今聞いていたらディスカッションとか、話をしているといううけれども、それは、夏美さんが、向こうにただ求めているだけのことなんですか？　向こうもディスカッションで何か得られているようなものではない（という）可能性はないですか？

夏美さん：うーん……、（少しの間）そのことについて相手に尋ねてみたことはないので、わからないんですが……、私は求めてて、していました。聞いてもらうことを求めてて、そうしてて……、相手が返してくれるので……、それについてまた話をしてって、というところでした。

国重：でも印象はどうですか？

夏美さん：印象……。

国重：聞いていないにしても、向こうは嫌々、「ああ、また来たよ」という感じだったら……、ピックアップしていますよね？

夏美さん：ですよね……。

国重：気づいていますよね？

夏美さん：気づきます。

国重：ねえ。

夏美さん：うん。聞いてくれていました。から……、イヤではない。

国重：では、イヤではない部分ってなんでしょうか？

夏美さん：向こうの？

国重：はい。

夏美さん：（しばらく考えて）うーん……、そういうやりとりをする、コミュニケーションを取ることが、向こうも大事、大事っていうか……、まあ、ありだなと思ってくれていたということじゃないかな……。

国重：なるほど。ディスカッションそのものも楽しめたりもしていましたか？

夏美さん：いや、なんか……、話通じないなと思いながらも……、でも、最後まで聞いてくれるので、言ってくれるので……。

国重：言ってくれる……。はい。

夏美さん：それで自分で整理ができる……。（少しの間）うーん、それで今までやってきましたね。

国重：なるほど。はい。

個人的な好みが会話の方向性に影響を及ぼすことが多々あると思います。このやりとりは、筆者の好みが出ているところだと思います。筆者は、基本的に人とのディスカッションが楽しいと感じます。いろいろな話題について、「私はこう思う」「僕はこう思う」というようなことを聞くのは、自分の考え方や視点を広げることに貢献していると理解できるのです。

ここでの会話は、夏美さんを、自分の一方的な欲求によって、相手にディスカッションを求めているだけの存在であると、みなしてほしくなかったのです。相手も何らかを得ている可能性について、何か探索できるような挿話を引き出せないか、投げかけているところでもあります。

国重：で、戻りますけど……、まあ、物理的にね、ちょっと離れる、だからといって、それをやめなくちゃいけない理由が、僕まだわかっていないんですけど……。

夏美さん：ああ……。なんか……、頼ってた……って、思ってしまった……思っていて……、なんか……その……、うん、頼っちゃいけないということに、今、自分がちょっとこだわってる……、うん……一番上、きょうだいで一番上だからなのかもわからないですけど……なんか、「お姉ちゃんだからしっかりしなきゃ」みたいな……。

国重：ああ。

質問をしていくという行為は、回答をある程度想定しながらつくり上げていくものです。ところが、会話の妙味は、その質問を相手に渡してから、それをどのように処理し、相手がどのように返してくるかについては、相手次第なのです。

この冒頭の質問で、筆者は、どうやって処理するのかの方法論にこだわっていたのかもしれません。たとえ、物理的に離れようとも、電話、メールも使えるでしょうし、スカイプやメッセンジャーのような手段を用いれば、相手の顔を見ながら話もできる時代なのです。このときに、このような手段のことを話題にしたくて、質問をしたと記憶しています。

ところが、夏美さんは、彼女にとって、大切なことに触れてきたのです。会話の方向性は、カウンセラーだけが決めるのではないということを示している場面でもあります。そのため、「お姉ちゃんだから、頼っちゃいけない」ということについて話をすることになっていくのです。

問題の歴史を探索する会話

夏美さん：一番上なんだから……。そういうので、それって、人に聞いたりとかしてしまうと……、なんか、しっかりできていないな〜って、思う……、強くないな〜って……。

国重：結構、お姉ちゃんだからというのは言われてたほうですか？

夏美さん：ですね。うん。お姉ちゃんだから……、なんか、妹と喧嘩してしまっても、「お姉ちゃんだら、あんたが折れなさい」とか……、まあ……、うん、おばあちゃんとかも、ほんと、昔の人だから……、なんか、「お姉ちゃんが、我慢しないと」みたいな、「お姉ちゃんでしょうが」みたいな……。

国重：なるほど。

夏美さん：まあ、お姉ちゃんだけど……、と、思いながらも……、でも、やっぱり、どっかでしっかりしなきゃみたいなのは……、しっかりできているのかは別として……、しっかりしなきゃというのは思っていた。

国重：なるほど。

夏美さん：……から、そういった、こう、あんまり人に聞いたりするのも、そういう関係性ができている人ならいいんですけど……、実は、「あまり聞かないぞ」っていつも思いながら、ほんとの、その最後の最後、ほんとにわからないから、訊こうみたいな……ところ……。

国重：なるほど。いつも結構抑えている？　訊くのを？

夏美さん：その、仕事とかに関して、わからないところは、訊かないといけないので、訊くんですけど……。その、ほんとに、自分の、個人的な……そういう生活の中で起こることに関しては……、うん、あんまり言えない……し、訊けない……。
国重：なるほど。
夏美さん：うん。
国重：で、あの……、そのときに訊けないって言ったときに、訊かないで処理するようになりたいのですか？　それとも、訊けるようになりたいのですか？
夏美さん：ああ～……。
国重：どうなんですか？
夏美さん：(しばらくの間) ああ、そうですね。(しばらくの間) うーん……、ああ……そっ……、(しばらくの間) 訊きたい……、うーん……。(しばらくの間) 訊かずに、うまくいって、できるじゃんって、思いたい。
国重：ああ、なるほど。なるほど。
夏美さん：うーん、ですね。
国重：自分でしたぞと？
夏美さん：できた！って……。できたじゃん！って。
国重：なるほど。なるほど。そこをそうしたいわけですね。
夏美さん：(うなずく)

問題とは言えないまでも、人の考え方や理解の様式に、歴史があります。その考えがいったいどこからもたらされたのであろうかということです。日本の文化の中で、「お兄ちゃん」であることや「お姉ちゃん」であることは、人の人生にさまざまな影響を及ぼす可能性があるということを理解できる人も多いと思います。中には、この部分を聞いてはじめて、夏美さんの悩みの根源に触れることができたと感じる人もいるのではないでしょうか。

人に頼ること、独立して生きていくことなど、人生を生きていく際の、誰もが自身に問いかけるであろう主題を話していると思うのです。このようなときに、カウンセラーは、何かを解決するというだけの視点では会話を紡いではいけないでしょう。カウンセラーとちょっと話をしたぐらいで、このような大きなテーマに対する回答を見つけることができるようになるというのは、カウンセラーの誇大妄想に近いものとなってしまうのです。それよりも、自分の考え方を広げていくための、ささやかな気づきが出てくることを狙っていくべきではないかと考えているところです。

国重：そうすると結構、やっぱり、独立した人間……、いわゆる、ひとりの人間、ひとりの大人として、やっぱり、ちょっと頼るとか、そういうのを抜きにやってみたい……、その領域を増やしたいというのが思ってるところですね？

夏美さん：そうですね。うん。社会に出るのも、人より遅かったし……、その、自分とも同じ年ぐらいの人は、早い人で、社会人に、一八歳とかでなるので、もう七、八年目ですよね。そういう方に比べると、知らないことも多いし……、でも、同じ職場だったり、同じ社会で、そうってなったときに……、なんか、よい意味で負けたくないというか、自分もそういうふうになりたい、っていうところで……、なんか、そういう発想が出てくる。うん。

国重：なるほど。はい。その、そういうときに誰かモデルとなるような人がいるんですか？　頭の中に……。

夏美さん：あ、はい。うん、いますね。うん。

国重：その方のイメージは、「ひとりでやっているぞ」という感じなんですか？

夏美さん：うん、なんかこう……、うん、そうですね、高校を卒業して働きに出るっていう、その……、女の子なんですが……、彼女の選択が、その当時、私は、その、高校を卒業して、社会に出るなんて怖くてできない。

国重：なるほど。

夏美さん：そこを、あえて、出て行くというところに、すごさを感じてたので……、こう、なんかもうすでに、彼女は自立っていうか、大人として見えて、かたや学生の自分は、子どもっていう……ところで……、「ああ、かっこいいな」って……。

国重：なるほど。

夏美さん：うーん、そういうところとかもある。

国重：ああ……、そうすると、今、聞いていたら……、比較対象は、たとえば、昔のお姉ちゃん、あの年上の女性だったり、お父さん、お母さんだったりとか、そういう大人というのがありますけど、実は、なんか、そこで誰との比較がというと、同年代というのがあるんですね。じゃあ？

夏美さん：あ、そうですね。同年代とか、うん……、ですね。同世代の人からどう思われているかっていうのは、大きいかもしれないですね。

国重：はい、はい。で、社会に出て、まだ未熟だぞ、というところなんですね？

夏美さん：はい。そうですね。そう思ってます。はい。

私たちは絶えず、自分のことをいろいろな人やものと比較しているのではないでしょうか。比較というのは、時に不公平で、不条理なものです。つまり、比較の条件を見ていくと、そこにはアンフェアなルールが存在することに気づきます。そして、ひとりではなかなかやめることができないのです。比較対象を明確にし、その比較が、正当なものであるかどうかをここで見ていきたいと、筆者は考えているのだと思います。

国重：わかりました。で、この先ですね、たとえば、ええと、向こうが、どう考えているのか、今、わからないですし、それなりに頼りながらやっているかもしれないということは考えますか？　先ほど、最初に戻って、見た目の話と、内面の話なんですが……、かっこいいといいましたよね？　同世代が？　見た目だと思うんですけど……。

夏美さん：ああ、見た目……、うーん……、見た目……、(しばらく考えて)見た目よりか、にじみ出ていること……。

国重：ああ、そういうところを感じるわけですね？　自信とか？

夏美さん：自信とか……、そうですね、なんかこう……、振る舞いとか、ですかね……、服装ってなんとでもなるので……、みんな好きな格好をしているので、年齢とかわからないですけど……。その中から出ている感じとか、その人が誰かと、何かおしゃべりとか、何かをしているときの雰囲気に……、なんかそういうのとかに……。

この部分の質問に関しては、自分の意図をうまく質問の形式に置き換えることができていない部分であると思います。正直なところ、この質問によって、何を問いかけているのか、読み返してもはっきりしません。ここに筆者は、会話の妙味というものを感じるのです。うまく言えないときにでも、相手は、相手なりに筆者の意図をくみ取り、質問に答えてくれています。

国重：わかりました。そうすると、その人が、たとえば、今、十八歳で出て、七、八年経って、そこに達したと……、そうすると、自分にはそこに達するまでの七、八年とか、そういう、執行猶予的な発想っていうのはあるんですか？

夏美さん：あ、もちろん、その子が働いてきた時間、私は、何をしてきたのかなと思ったときに、決して、暇してたとか、遊んでたわけじゃないなって……、その人が経験できないことを、私は経験できているなと思うんですけど……、だけど……、なんか、それって人生の中の休憩したりすることもあると思うんですけど、この先のほうがずっと長くって、となったときに、（親指と人差し指で三cmほどの隙間を作り）ほんのこれぐらいで……、働くのをやめたり、（先ほどの指の隙間を指し）ここのものをどうやって生かすか、自分の中に取り入れて、ここで得られたものを、ここに生かしていくか、っていうところ……で、社会に出てそんなに経っていないので、「いやぁ〜、未熟だな」と……。

国重：そういうところなんですね？

夏美さん：はい。

国重：わかりました。そうすると、頼る頼らないという話の中にあるのは、いまだ社会人として、ちょっと、なんか、未熟だなという、ところから来ているのもありますね？

夏美さん：ああ、ですね。そうです。うん。

国重：なるほど。じゃ、社会人として、仕事として、ある程度安定してきたら、その焦りとかもちょっと違った形で見える可能性もありますか？

夏美さん：そう……ですね……、なんかこう……、いい意味で慣れてはいきたいなあ、と思ってて……、その……、うん、ですね。まだまだ、わからないこと、ほんとわからないこと……、それは、仕事の仕方であったりとか……、ま、一社会人としての、そういう、こう、時間というか……、そういうところも含めてですけど……。

国重：はい。わかりました。はい。わかりました。ええと、今ちょっと話をしてきたんですが……、今の状態をちょっと確認したいんですが……。僕、ちょっと質問攻めにしたような気もするんですが……、今の状態はどうですか……。

夏美さん：今ですか？

国重：はい。

夏美さん：今は……、こう……、(少し考えて)あ、小さいことでクヨクヨするというところだったんですけども……、要はその、時間的な短さ、社会に出てからの時間的な短さと、自分がイメージしている年齢の人たちが積み重ねているものとのギャップに、ちょっと自信がない……。

国重：なるほど。

夏美さん：なくて……、で……、でも……、もう、そこはどうしようもない、動かしようもない時間なので……、自分は、またそこから、そこに、七、八年って達するまでに、何ができるかなっていう……ところ……かな……。

国重：わかりました。わかりました。それで、今の時点で、そこに達するまでの間として、人に、たとえばね、なんかあったときに、ちょっと相談するとか、頼るとかというのは、どうしたいですか？

夏美さん：頼りすぎないようにしたい。

国重：でも、完全に抹殺という意味ではないですね？

夏美さん：ないですね。

国重：わかりました。ええと、そろそろ、ちょっと、時間なので……、やめたいと思うんですけど……、なんかちょっと、なんか、海のどっかにおいて、なんか、気持ち的に穏やかじゃないところにおいたところで、やめるわけにはいかないんですが……、今はどうですか？やめても、大丈夫な……？

夏美さん：今？　はい。私こんなこと考えていたんだなって……（笑い）、なんか、もともとその、まだ社会に出て短いし、ってもともと気にしていたから……、あ、やっぱり、そこが気になっているんだなっていう……、ネックというか、そこは気づけたので……、まあ、でも……、どうしようもないなっていうことに、気がついたので……、うん、これからだなという……。

国重：これからだなと？

夏美さん：だから、そういう意味では、切り替えみたいなのが、今ここでできたのかな、って……。

国重：なるほど。では、ここで終わって大丈夫ですね？

夏美さん：はい。大丈夫です。

まとめ

筆者は、自分のことや、カウンセリングのこと、社会問題のことなどいろいろと考えるほうだと思っています。時に、そのような考えがグルグルと頭の中で渦巻き、どこにも行かなくなるときがあります。そのようなときに、人と話をすることで自分の考え方がある程度整理され、方向性が見えるということを経験してきました。筆者にとっては、スーパービジョンがそのような場となっています。

そして、自分のナラティヴ・セラピーをどのようなものにしたいのかと問われれば、筆者自身が受けたいものを提供したいと答えるでしょう。

ここに示した会話は、同じ相手であっても、別の機会であれば、また違う話になるようなものです。また、問題の解決を見たわけではありません。しかし、相手が自分のことを語るスペースを提供し、その語られた内容について、興味と関心、そして好奇心を示しながら、相手の話を広げようとしたものであると、考えています。不十分さも後になって気づくことがあります。

それは、リアルタイムで処理している筆者というカウンセラーの限界でもありますし、そのときに何を考え、何を感じていたのかという文脈に影響されているためでもあるでしょう。

このような文字に起こした会話を読んで、どれほどのものが伝わるのかについて、筆者はあまり確証が持てないでいますが、何らかの考えるきっかけになればと願っている次第です。

あとがき

本を記述していくことは、「疑心暗鬼」とのつきあいでもありました。本書と同時進行して訳していたスティーブン・マディガンの『ナラティヴ・セラピー』（Madigan, 2011）の中に、「内在化された会話の習性」というナラティヴらしい表現があります。私たちは、自分自身の中でいろいろな会話をしていき、それが時に大きな問題にまで発展するということです。

ここに、筆者が「疑心暗鬼」とどのような会話をしていったのかの一部を示しておきます。

疑心暗鬼：こんな本を書いて何の意味があるというの？

筆者：何人かの人が私のカウンセリングに興味があると言ってくれていたからだよ。

疑心暗鬼：それは、表面的なことを見てだけのことじゃないの？　社交辞令ということだってあるよ。そんなの真に受けて馬鹿みたい。

筆者：そうかもしれない。でも、自分にも書いてみたいという気持ちがあるんだ。

疑心暗鬼：気持ちだけでしょう。本当に書けるの？

筆者：やってみないとわからないよ。

疑心暗鬼：今まで、いろんなところで発表するために、原稿とか書いているけど、いつも相当な修正を要求されるよね。本当に書けると思うの？

筆者：あれは、ナラティヴ的な書き方を優先して、既成の形式を無視しようとしたから仕方がなかったんだ。

疑心暗鬼：そんなもんかね。言い訳のように聞こえるけど。大体、自分自身の実践のことをそんなに書いてしまっていいの？　その程度のカウンセラーと思われるだけなんじゃない？　講演などでうまいこと言っているだけなら、表面を取り繕えるけど、実際を見せたら、そんなもんかって、ばれちゃうよ。

筆者：そんな表面だけで判断してもらってもうれしくないよ。

疑心暗鬼：こんな程度のことしかしてなくて、ナラティヴ・セラピーの本を書くなんて、傲慢じゃないの？　身の丈をわきまえたほうがいいんじゃない？

筆者：ずっとこのことを考えて来て、やっと人に伝えられるかなというところまで来たんだ。

疑心暗鬼：でも、いつもこんなふうにできていないよね？　いかにもできていますって口調で書くなんて、体裁を繕っているということじゃないの？

筆者：でも、この本で書いてきたナラティヴ・セラピーの原則から外れないように、内省して来たつもりだよ。

疑心暗鬼：本当にこんなので心理療法だと思っているの？　その辺から否定されたら、この業界でやっていけなくなるよ。

筆者：もっとできることがあるかもしれないけど、ナラティヴ・セラピーの基本となる言葉のやりとりをしっかり検討し、実践することからやるしかないんだよ。

疑心暗鬼：人の判断なんていろいろだよね。きっと、ダメ出しする人だっているよ。そんな批判を聞くなんて、傷つくだけじゃない？

筆者：でも、そのような姿勢に好感を持ってくれる人がいるかもしれしれないよ。
疑心暗鬼：そんな人がいたって、ちょっと批判をもらっただけで、いつもへこむじゃん。
筆者：それはそうだけど……。
疑心暗鬼：何でわざわざ人の批判をもらうようなことをするの？　意味ないよ。
筆者：……。
疑心暗鬼：やめといたほうがいいんじゃない。本なんて出したって、何も変わらないよ。
筆者：……。やってみたいという気持ちがやはり抑えられないんだよ。
疑心暗鬼：そうなんだ。そうだったら、もっとしっかり勉強してからすべきなんじゃない？　まだ読まなければいけない本がたくさんあるよね？　そんな人たちのことをしっかり理解して書くべきじゃないの？
筆者：自分なりに理解してきている部分もあるんだ。
疑心暗鬼：そんなの表面的な理解かもしれないよね。そんなことわかっているくせに。しっかり理解しないで書いて、後で恥をさらさないほうがいいよ。
筆者：フーコーやウィトゲンシュタイン、ベイトソンなんかをしっかり理解しようとしたら、一生本なんて書けないよ。
疑心暗鬼：だから、やめておいたほうがよいよ。
筆者：それでも、書いてみたい気持ちがあるんだ。
このような会話が自分の中に、その波の大小はありましたが、絶えずありました。一方でこのような過程を支えてくれたのは、仮想読者の存在です。今まで、筆者の講演を聴いてくれた人たち、訳本の翻訳者のあとがきなどを読んでくれた人たち、個人的に知り合っている人たちの存在こそが、何とか「疑心暗鬼」に打ちのめされながらも、完全に降伏しなかった理由でもあります。

ナラティヴ・セラピーにおいて、「関心を分かち合うコミュニティ」の重要性が指摘されています。それは、人との関係性を、自分たち自身のために確保したいということでしょう。この本を書きながら、そのような重要性が身にしみました。

ここに示した実践は、守秘義務上、実際の話をそのまま用いたものではありません。何人かから聞いた話を筆者がアレンジしたものです。しかし、ナラティヴの会話の雰囲気が伝わることを目的に使いました。

現時点の筆者のありのまま、それは実践もですが、ナラティヴへの理解度合いも含めて、この本に記したつもりです。自分の手の内を、できるだけ正直に伝えるということは大変なことであると実感しています。そのことによって、自分の悩みを筆者のような存在に打ち明けてくれる人が、いかに苦しい中で、正直であろうとしているのかという理解にもつながったと思います。

この本が皆さんにどのように理解され、どのように映ったのかを、正直に受け止めようと思います。奥付に筆者のメールアドレスを記しておきますので、何か思うところがありましたら、ぜひ連絡してください。

最後に、本書を書くにあたって、多くの人に感謝の意を表したいと思います。最初に、妻の昭代に。ニュージーランドという新しい場所で、翻訳と本の執筆の時間を確保してくれました。そして、友人の木村健さんに。筆者が文章を書いてもいいのだという気づきと勇気づけをもらいました。

ナラティヴ・セラピーの関係者でいえば、長崎純心女子大学の児島達美さん、愛知県がんセンター中央病院の小森康永さん、神戸松蔭女子学院大学の坂本真佐哉さん、鹿児島大学の土岐篤史さんです。このようなつながりがなければ、自分のナラティヴ・セラピストとしての存在感に確証が持てなかったと思います。そして、スーパーバイザーであるドナルド・マクミナミン（Donald McMenamin）との会話なしに、ナラティヴのことを言葉に表現できなかったでしょう。また、積極的にナラティヴ・セラピーを勉強し、自分の実践に取り入れようとしている奥村朱矢さんには、そのナラティヴへの信念を通じて、自分の動機づけを確保できたと思います。また、鹿児島メンタルサポート研究所の所長である清原浩さんをはじめ、メンバーの方々が、勉強会を通じてナラティヴに強い興味と関心を示してくれたことが、勇気づけとなりました。

三重県総合教育センターの西嶋雅樹さん、鹿児島メンタルサポート研究所の福崎英子さん、友人の山下ゆかりさんは、長い文章を読んで、貴重な感想を送ってくれました。

そして、常に強い支援者となってくれた共同翻訳者でもあるバーナード紫さんには、さまざまな面において感謝の意を示したいところです。どれほどの助けとなってくれたかについては、文字で示すことさえためらいます。また、本書を出版に値するものであると認め、支援をしていただいた金子書房編集部の井上誠さんに、感謝の意を示します。

最後に、カウンセリングという場で、または講演や研修会という場で、筆者との会話につきあってくれたさまざまな人たちにも感謝します。そのような人たちの表情や言葉が、執筆中の苦しみにおいて、筆者の中で助けとなってくれました。

二〇一二年十二月

宮城県気仙沼にて　国重浩一

Payne, M. (2006). *Narrative therapy: An introduction to counsellors (2nd ed)*. London: Sage.

Rosen, G. M. (Ed.) (2004). *Posttraumatic stress disorder: Issues and controversies*. West Sussex: Wiley & Sons.

杉山登志郎　2007　子ども虐待という第四の発達障害　学習研究社

White, M. (1989). *The process of questioning: A therapy of literary merit? In M. White, Selected papers*. Adelaide, Australia: Dulwich Centre Publications.

White, M. (1995). *Re-authoring lives: Interviews & Essays*. Adelaide: Dulwich Centre Publications.（小森康永・土岐篤史(訳)　2000　人生の再著述—マイケル、ナラティヴ・セラピーを語る　IFF出版部ヘルスワーク協会）

White, M. (2005). *Narrative practice and exotic lives: Resurrecting diversity in everyday life*. Adelaide: Dulwich Centre Publications.（小森康永(監訳)　2004　ナラティヴ・プラクティスとエキゾチックな人生—日常生活における多様性の掘り起こし　金剛出版）

White, M. (2007). *Maps of narrative practice*. New York: W. W. Norton.（小森康永・奥野光(訳)　2009　ナラティヴ実践地図　金剛出版）

White, M. & Epston, D. (1989). *Literate means to therapeutic ends*. Adelade: Dulwich Centre.

White, M. & Epston, D. (1991). *Narrative means to therapeutic ends*. New York: Norton.（小森康永(訳)　1992　物語としての家族　金剛出版）

Winslade, J. & Monk, G. (1999). *Narrative counselling in schools: Powerful & brief*. Thousand Oaks: Corwin Press.（小森康永(訳)　2001　新しいスクール・カウンセリング—学校におけるナラティヴ・アプローチ　金剛出版）

1995　知の考古学　河出書房新社）
Foucault, M. (1977). *Discipline & punish: The birth of the prison*.（田村俶(訳)　1977　監獄の誕生—監視と処罰　新潮社）
Freedman, J. & Comb, G. (1996). *Narrative therapy: the social construction of preferred realities*. New York: W.W. Norton.
Geertz, C. (1983). *Local knowledge*. New York: Basic Books.（梶原景昭・小泉潤二・山下晋司・山下淑美(訳)　1999　ローカル・ノレッジ—解釈人類学論集　（岩波モダンクラシックス）　岩波書店）
Geertz, C. (1986). *Making experiences, authoring selves*. In V. Turner and E. Bruner (eds.), *The anthropology of Experience*. Chicago, IL: University of Illinois Press.
Gilligan, S. & Price, R. (eds) (1993). *Therapeutic Conversations*. New York: W.W. Norton.
Griemas, A. & Courtes, J. (1976). *The cognitive dimension of narrative discourse*. New Literary History, 7. 433-447.
河井芳文・河井英子　1994　場面緘黙児の心理と指導—担任と父母の協力のために　田研出版
黒柳徹子　1984　窓ぎわのトットちゃん　講談社
Madigan, S. (2010). *Narrative therapy over time* [DVD]. Washington, DC: American Psychological Association.
Madigan, S. (2011). *Narrative therapy*. Washington, DC: American Psychological Association.
Maisel, R., Epston, D., & Borden, A. (2004). *Biting the hand that starves you: Inspiring resistance to anorexia/bulimia*. New York: W. W. Norton.
McLeod, J. (1997). *Narrative and psychotherapy*. London: Sage.（下山晴彦・野村晴夫(訳)　2007　物語りとしての心理療法—ナラティヴ・セラピィの魅力　誠信書房）
McNamee, S. & Gergen, K. J. (eds). (1992). *Therapy as social construction.* London: Sage.（野口裕二・野村直樹(訳)　1997　ナラティヴ・セラピー—社会構成主義の実践　金剛出版）
Mikes, G. (1973). *How to be an alien: A handbook for beginners and advanced pupils*. Penguin Books
Monk, G., Winslade, J., Crocket, K., & Epston, D. (eds). (1997). *Narrative Therapy in Practice: The Archaeology of Hope.* San Francisco: Jossey-Bass.（国重浩一・バーナード紫（訳）　2008　ナラティヴ・アプローチの理論から実践まで—希望を掘りあてる考古学　北大路書房）
Morgan, A. (2000). *What is narrative therapy?: A easy-to-read introduction*. Adelaide: Dulwich Centre.（小森康永・上田牧子(訳)　2003　ナラティヴ・セラピーって何？　金剛出版）

参考文献

Andersen, T. (1991). *The reflecting team: Dialogues and dialogues about the dialogues*. New York: W. W. Norton.（鈴木浩二(訳)　2001　リフレクティング・プロセス―会話における会話と会話　金剛出版(訳本は原書の改訂版))

Andersen, T. (1992). *Reflections on reflecting with families*. In S. McNamee & K. J. Gergen (eds.), Therapy as social construction. London: Sage.（野口裕二・野村直樹(訳)　1997　ナラティヴ・セラピー―社会構成主義の実践　金剛出版）

Bateson, G. (1979). *Mind and Nature: A necessary unity*. Hampton press.（佐藤良明(訳)　2006　精神と自然―生きた世界の認識論　新思索社）

Berg, I. K. & Miller, S. D. (1992). *Working with the problem drinker: A solution-focused approach*. New York: W. W. Norton.（白木孝二・信田さよ子・田中ひな子(訳)　1995　飲酒問題とその解決―ソリューション・フォーカスト・アプローチ　金剛出版）

Bruner, J. (1986). *Actual minds, possible worlds*. Cambridge: Harvard University Press.（田中一彦(訳)　1990　可能世界の心理　みすず書房）

Burr, V. (2003). *Social Constructionism*. 2nd ed. East Sussex: Routledge.（田中一彦(訳)　1997　社会的構築主義への招待―言説分析とは何か　川島書店（訳書は第一版))

Derrida, J. (1978). *Writing and difference*. Chicago: University of Chicago Press.（若桑毅(訳)　1977　エクリチュールと差違(上下巻)　法政大学出版局）

de Shazer, S. (1993). *Creating misunderstanding: There is no escape from language*. In S. Gilligan & R. Price (Eds.). Therapeutic Conversations. New York: W. W. Norton.

土居健郎　1971　「甘え」の構造　弘文堂

Drewrey, W. & Winslade, J. (1997). *The theoretical story of narrative therapy*. In G. Monk, J. Winslade, K. Crocket, & D. Epston (eds.) *Narrative therapy in practice: The archaeology of hope*. San Francisco: Jossey-Bass.（国重浩一・バーナード紫(訳)　2008　ナラティヴ・アプローチの理論から実践まで―希望を掘りあてる考古学　北大路書房）

Epston, D., Freeman, J., & Lobovits, D. (1997). *Playful approaches to serious problems: Narrative therapy with children and their families*. New York: W. W. Norton.

Epston, D., White, M., & Murray, K. (1992). *A proposal for a re-authoring therapy: Rose's revisioning of her life and a commentary*. In S. McNamee & K. J. Gergen (eds.), *Therapy as social construction*. London: Sage.（野口裕二・野村直樹(訳)　1997　ナラティヴ・セラピー―社会構成主義の実践　金剛出版）

Foucault, M. (1972). *The archaeology of knowledge*. London: Tavistock.（中村雄二郎(訳)

索　引

著者紹介

国重浩一（くにしげ・こういち）

ワイカト大学カウンセリング大学院修了。ニュージーランド・カウンセラー協会会員。日本臨床心理士。

現在、ダイバーシティ・カウンセリング・ニュージーランドおよび一般社団法人ナラティヴ実践協働研究センター所属。

共編著に『どもる子どもとの対話―ナラティヴ・アプローチがひきだす物語る力』（金子書房）

訳書に『ナラティヴ・アプローチの理論から実践まで―希望を掘りあてる考古学』『ナラティヴ・メディエーション―調停・仲裁・対立解決への新しいアプローチ』『心理援助職のためのスーパービジョン―効果的なスーパービジョンの受け方から、良きスーパーバイザーになるまで』『ナラティヴ・セラピストになる―人生の物語を語る権利をもつのは誰か？』『精神病と統合失調症の新しい理解』（すべて北大路書房）

連絡先：ホームページ　http://nfacr.net/

　　　　メールアドレス　kou_kunishige@hotmail.com

ナラティヴ・セラピーの会話術

ディスコースとエイジェンシーという視点

2013年 2 月26日　初版第 1 刷発行　〔検印省略〕

2022年 3 月18日　初版第 8 刷発行

著　者　国　重　浩　一

発行者　金　子　紀　子

発行所　株式会社　金子書房

〒112-0012　東京都文京区大塚3-3-7

TEL 03（3941）0111／FAX 03（3941）0163

ホームページ　https://www.kanekoshobo.co.jp

振替　00180-9-103376

印刷　藤原印刷株式会社　　製本　一色製本株式会社

ISBN978-4-7608-3029-9　C3011